平衡心理治疗

袁勇贵 等著

东南大学出版社

·南 京·

图书在版编目(CIP)数据

平衡心理治疗 / 袁勇贵等著. — 南京:东南大学
出版社,2018.5
 ISBN 978-7-5641-7712-6

 Ⅰ.①平… Ⅱ.①袁… Ⅲ.①精神疗法 Ⅳ.
①R749.055

 中国版本图书馆 CIP 数据核字(2018)第 070994 号

平衡心理治疗

出版发行	东南大学出版社
社　　址	南京市四牌楼 2 号(邮编:210096)
出 版 人	江建中
责任编辑	褚　蔚(Tel:025 - 83790586)
经　　销	全国各地新华书店
印　　刷	南京玉河印刷厂
开　　本	700mm×1000mm　1/16
印　　张	11.5
字　　数	219 千字
版　　次	2018 年 5 月第 1 版
印　　次	2018 年 5 月第 1 次印刷
书　　号	ISBN 978 - 7 - 5641 - 7712 - 6
定　　价	49.00 元

本社图书若有印装质量问题,请直接与营销部联系,电话:025 - 83791830

本书著者名单

主　　著　袁勇贵

其他著者　黄　河　张满燕　张念莹　张钰群

　　　　　牟晓冬　张文瑄　刘晓云　汪天宇

　　　　　徐　冶　陈小柳　李　磊　孙　越

　　　　　王彩云

序

2010 年之前,我已在精神专科医院工作了 15 年,但之前的工作中从来不认为心理治疗对治疗精神障碍患者是有效的。2010 年我调动到综合性医院并建立了心身医学科,之后,在临床实践中,逐渐发现药物治疗联合心理治疗对很多抑郁症、焦虑症、失眠、躯体形式障碍及心身相关障碍患者的效果是非常显著的。目前的心理治疗方法大多来自国外,但中国人有中国人的特点!中华文明上下五千年,儒道佛各家思想,综合培养出了骨子里谦卑隐忍以及情感细腻的中国人。大多数国人比较含蓄,不愿意暴露自己内心的想法,有事情闷在心里,在表达情绪情感方面颇有困难;还有人认为心理治疗是非常不光彩的事,有羞耻感。由此我萌发了建立一套适合中国人的本土化的心理治疗方法的念头。也是机缘巧合,我正好读到了葛楚英先生的《平衡学》一书,受其启发,在深刻理解平衡的核心理念的基础上,结合我们多年来建立起来的知识体系,创立了平衡心理治疗(Balancing Psychotherapy,BPT)的理论和方法。

平衡心理治疗建立在东方哲学体系上,运用平衡学的相关理论,以"度的掌握"和"关系的协调"为核心,由宏观到微观分为四个层次(个人—家庭—社会的平衡、身心灵的平衡、知情意的平衡、单胺递质的平衡),对心身相关障碍病人其心身症状的成因进行深入剖析,通过正念冥想、催眠、音乐、沙盘、舞蹈、虚拟现实和生物反馈等动静结合的方式,帮助病人纠正不正确的认知信念并导入积极的行为方式,减少病人的烦恼,改变病人的心身症状,最终达到实现其心身平衡状态即治愈疾病的目的。

"认识比治疗更重要"!很多患者之所以生病,就是因为对问题的认识不清,造成了不必要的误解和伤害,而心理治疗师在关键时候的点化可以帮助来访者对问题有更深刻的认识,获得顿悟,学会成长。

"有病治病,无病强心"!现已证实,正确运用平衡心理治疗能显著改善焦虑、抑郁、失眠和躯体化症状等,对心身相关障碍患者具有较好的疗效,有利于他们的心身康复以及生存质量的提高;同时,平衡心理治疗对正常人的情绪、烦恼问题也具有积极的调解作用。

本书目前以理论为主,期待在再版时能加入更多的临床实践案例,不断推动平衡心理治疗的完善和实用性。

袁勇贵

2018 年 3 月

目录

Contents

第一章

平衡心理治疗的理论构思和实践

  平衡心理治疗(Balancing Psychotherapy，BPT)是一种建立在东方哲学体系上的，整合了精神分析、认知疗法、行为疗法、叙事心理治疗以及积极心理学等多种心理治疗流派的治疗取向。它运用平衡学的相关理论，围绕"度"和"关系"两个核心，来帮助个体实现心身平衡状态。

平衡心理治疗（Balancing Psychotherapy，BPT）是一种建立在东方哲学体系上的，整合了精神分析、认知疗法、行为疗法、叙事心理治疗以及积极心理学等多种心理治疗流派的治疗取向。它运用平衡学的相关理论，围绕"度"和"关系"两个核心，来帮助个体实现心身平衡状态[1]。

正确运用 BPT 有利于认识健康长寿、预防保健、疾病转归的自然规律，提高每个人的心理素质和生存质量。

一 心身障碍是一种失衡状态

心身障碍产生的根源在于个体潜意识中的矛盾冲突，当这种矛盾冲突积聚到一定程度后就会突破原来的平衡状态，表现出各种各样的症状来，如抑郁、焦虑、躯体化等，使得个体更痛苦[2]。而烦恼正是个体潜意识中的矛盾冲突的具体表现。它一方面是客观的、外来的，另一方面也是主观的、自找的。个人对不平衡的处理不当，是烦恼甚至疾病的根源。不合理的认知、环境的影响，都可能引起内稳态的失调。而事实上，人生不如意十之八九，人的一生，相当一部分时间就是用来化解这个"不如意"，即不平衡的。

人生不如意十之八九，人的一生，相当一部分时间就是用来化解这个"不如意"，即不平衡的。

人不可能没有烦恼，有时喜、有时怒，是正常现象，只要"发而皆中节"，在应有的限度之内，心态也算平衡。但如果过了度，或狂喜，或至哀，那就是心态失衡甚至严重失衡了，因为一种情绪走了极端，就会排挤其他感情。例如"万念俱灰"的范进中举后狂喜，就是一种思想情态占据了不该占据的分量，使得内稳态失衡，心理问题甚至疾病出现。

喜、怒、忧、思、悲、恐、惊等情绪的"不节"是中医认为的内在病因，各种情绪的不平衡会导致疾病。根据五行学说，五脏对应着五种主要的情绪，而且这些情绪之间也是相互制衡的。肝对应的情绪为怒，怒伤肝，悲胜怒；心对应的情绪为喜，喜伤心，恐胜喜；脾对应的情绪为思，思伤脾，怒胜思；肺对应的情绪为忧，忧伤肺，喜胜忧；肾对应的情绪为恐，恐伤肾，思胜恐。范进中举后过分喜悦兴奋，以至于一时精神失常，后来有人建议找范进平时最怕的人来治疗，范进最怕他的岳父，其岳父打了他一个嘴巴，并斥责他，范进就正常了。这就是中医所谓的"以情制胜"。悲胜怒、怒胜思、思胜恐、恐胜喜、喜胜忧的五行相胜说有一定的依据，弗洛伊德精神分析实践中早已发现，抑郁者往往压抑了自己的愤怒，而以抑郁替代了愤怒，这颇类似于说"悲胜怒"；心理治疗师也常常能见到，有些焦虑者变得易怒，用愤怒压抑焦虑，这就是"怒胜喜"。可以看出其实这七种情绪是相生相克的，它们之间达到一种动态的平衡。

 中医学中的平衡理论

中医平衡思维即用相对平衡的观点去看待生命现象的一种思维方法。中医认为事物在不断地运动变化，统称之为"气化"。阴阳有盛衰、消长、转化等运动变化；五行有生克、乘侮等运动变化[3]；尽管运动变化形式有多种多样，但是强调要达到平衡，而平衡的方式各有不同。

中医学运用平衡思维非常广泛，诸如阴阳学说、五行学说、气血津液学说皆注重平衡协调。阴阳是中国古代的哲学概念，阴与阳分别代表事物既相互对立又相互依存的两个方面。中医学通过阴阳学说来阐明人体的生理现象与病理变化，认为人体阴阳两方面相互依存、相互消长，处于一种动态平衡的状态[4]。如果达不到相对平衡，则疾病即至，就会出现"阴盛则寒，阳盛则热，阳虚则寒，阴虚则热"的病理改变[3]，甚至产生生命垂危之候。这里的阴阳指的是身体中相互平衡的力量，不平衡则会生病。阴阳是通过对立、互根、消长、转化的方式达到平衡。

总之，中医学在平衡思维的指导下，创立了中药的升降沉浮理论，治疗的汗、吐、下、和四法，以及交通心肾、升阳散火、益气升阳、滋阴潜阳、引火归原、降逆纳气等法，以协调升降出入的方式达到平衡。中医学创立的温、清、消、补四法，壮水制阳和益火消阴、从阴引阳和从阳引阴等法，以协调阴阳对立、互根、消长、转化的方式达到平衡。

中医之中，阴阳可以表达身体中所有那些看似对立实际上是相互平衡的两个侧面。身体是一种活的系统，这样的系统的稳定性就是建立在平衡的基础上的。例如，我们要体温稳定，就

中医平衡思维即用相对平衡的观点去看待生命现象的一种思维方法。

必须在体温高的时候有调低体温的方法,在体温低的时候有调高体温的方法。这两种不同方向的、似乎对立的调节之间有平衡,体温才可以维持在一个合适的范围内。体温如此,身体的其他方面也是如此。这就是阴阳的对立和平衡作用。

中医学关于阴阳的消长与平衡的认识,也符合"事物的运动是绝对的,静止是相对的"这一定律,即消长是绝对的,平衡是相对的客观规律。也就是说,在绝对的运动之中包含着相对的静止,在相对的静止之中又蕴伏着绝对的运动。在绝对的消长之中维持着相对的平衡,而在相对的平衡之中,又存在着绝对的消长。事物就是在消长和平衡这一矛盾运动中生化不息,从而得到发生和发展的。同样,在临床上治疗疾病,亦是根据阴阳相互消长的动态平衡规律,给予一定的条件,采取一定的措施,以纠正或调整阴阳偏盛偏衰的失调关系,使阴阳的消长恢复到正常的生理水平,从而达到治愈疾病的目的。

宇宙天地的运行,有一种平衡在内,这在中医学的体现是"平衡则健康,不平衡则生病"的观点。这是"通天"的必然结论,因为人和天地相通,天地是平衡的,如果人不平衡,就会和"天地"不和谐,也就是"逆天",则必然会生病。

 平衡的表现和本质

平衡是一个相对概念,属于哲学范畴。平衡既是宇宙规律,也是社会规律。我们可以把平衡定义归纳为四个字[5]:

（1）动:平衡不是一潭死水,是动态的(以蓄水池为例,它是有进水和出水的)。

（2）变:当平衡的一边改变时,另一边也会随之改变。

（3）等:平衡中得到的和失去的总保持相等。这好像进水总等于出水,才能保持水面高度不变。

（4）定:保持平衡的特点就是平稳,总保持稳定。

其中"动"和"变"是平衡的表现,"等"和"定"是平衡的本质。

> 我们把平衡定义归纳为四个字:动、变、等、定。其中,"动"和"变"是平衡的表现,"等"和"定"是平衡的本质。

四 平衡的基本功能

平衡的基本功能有二:一是度的掌握,二是关系的协调。

"度"掌握好了,事物呈平衡状态;"关系"协调好了,事物亦呈平衡状态。

(一) 度的掌握

那么什么是"度"？简而言之,度就是限度。客观规律显示:人类的任何活动都有个度的掌握问题。不到度,事不成;过了度,事变样。孔子所说的"过犹不及"即是很好的例证。

度的掌握涉及智慧问题、气质问题、品德问题……但不管如何,只要认识到掌握度的重要性,认真在生活中掌握度,就可以避免许多麻烦。孔子饮酒有度,食姜有度,批评学生有度(如批评子路),待人有度("温而厉"、"威而不猛"、"恭而舒"),自我修养有度("毋意、毋必、毋固、毋我")……"过犹不及"之所以成为千古名言,是因为它阐明了一条重要的平衡规律,这条规律指导着人们的一切行动。

人类的任何活动都有个度的掌握问题。不到度,事不成;过了度,事变样。

(二) 关系的协调

所谓关系,这里指的是:人与人、事与事、人与事之间互相作用、互相影响的状态。人的生存不是孤立的,人与人、人与事、人与物,由人的行为所产生的事与事,都必须打交道,一打交道就会发生平衡或不平衡的问题。因此,关系的协调就成了人类行为中的一个重要内容。

协调,即通过努力使对应关系各个方面配合适当,或互补,或互利,或双赢、多赢,至少是互不侵犯。其中,根本的协调是人际关系的协调。中国儒家的伦理学,主要就是讲关系的协调。日本作家井上靖在其著作《孔子》中有这样的表述:"'仁',人旁从二。无论是父子、主从、萍水相逢的旅伴,在两人中必然存在着双方都必须遵守的规矩,这就是'仁',用其他语言来表达,就是'关照','设身处地为他人着想'。"

协调,即通过努力使对应关系各个方面配合适当,或互补,或互利,或双赢、多赢,至少是互不侵犯。

总之,平衡术的基本功能就是度的掌握和关系的协调。从"度"来讲,适度就是平衡;从"关系"来讲,和谐共处就是平衡[2]。

从"度"来讲,适度就是平衡;从"关系"来讲,和谐共处就是平衡。

五 平衡符合能量守恒定律

能量守恒定律(energy conservation law)即热力学第一定

律,是指在一个封闭(孤立)系统中的总能量保持不变。其中总能量一般说来已不再只是动能与势能之和,而是静止能量(固有能量)、动能、势能三者的总量。

能量既不会凭空产生,也不会凭空消失,它只能从一种形式转化为别的形式,或者从一个物体转移到别的物体,在转化或转移的过程中其总量不变。能量守恒定律是自然界最普遍、最重要的基本定律之一,从物理、化学到地质、生物,大到宇宙天体,小到原子核内部,只要有能量转化,就一定服从能量守恒的规律。从日常生活到科学研究、工程技术,这一规律都发挥着重要的作用,比如人类对各种能量,如煤、石油等燃料以及水能、风能、核能等的利用,都是通过能量转化来实现的。能量守恒定律是人们认识自然和利用自然的有力武器[6],同时也适用于人类认识自我的精神世界。情绪就是一种能量的流动,是身体与心灵的联络处,我们不妨把情绪当成动能来探析,治疗的目标即释放阻碍动能的障碍。而事实上,即使情绪失衡的状态本身也是符合守恒定律的,是在转化过程中的非稳态。转化的方式是多样的,精神科的药物治疗便是其中一种,目的是达到身心的内稳态。

能量守恒定律是人们认识自然和利用自然的有力武器。

情绪就是一种能量的流动。

六　平衡的四个层次

平衡从病因学角度来看,从宏观到微观,平衡可分为四个层次:

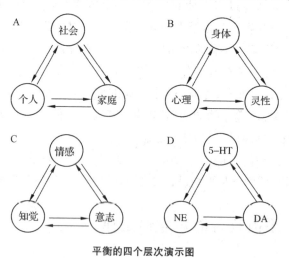

平衡的四个层次演示图

5-HT:5-羟色胺;NE:去甲肾上腺素;DA:多巴胺

（一）第一层次的平衡

个人—家庭—社会的平衡（见图中 A）。

我们从宏观上、从社会角度去看,人的一切心理活动和社会活动都是大脑皮层调控的高级意识活动,心理活动过程也受意识的制约。当一个人的心理处于平衡状态,就会表现出其在社会活动中躯体健康、思维敏捷、反应灵活、情感表达恰如其分。家庭是由个人组成的,它不仅承载着人类的繁衍生存,更满足了两性之间的心理和生理需求。家庭成员间需要互相尊重、互相支持、互相理解,共同承担家庭重任[7]。只有顺其自然,与时俱进,才能在激烈竞争的社会中生存和发展,这是生物进化的普遍规律。家庭又是社会的基本构成单元,一个好的社会环境又会促进个人和家庭的发展,从而达到一个稳定的状态。

只有顺其自然,与时俱进,才能在激烈竞争的社会中生存和发展。

社会、家庭的良性发展,可以促进个体的身心健康。

（二）第二层次的平衡

身—心—灵的平衡（见图中 B）。

身,指躯体(意识);心,指心理,主要指情绪(潜意识);灵,主要指精神和灵性状态(系统),如对生命意义价值的思考,以及人的生死观、苦乐观等。香港学者陈丽云认为,完整的人生包括身、心、灵三个部分,而灵是身、心的统和力量。因此,作为一个整体,身心灵包含了两层含义,一是指"身、心、灵"三个层面,即从三个不同层面去理解;二是指三者的整合体,即三者之间的互动关系,旨在促进"身、心、灵"三者之间关系的良性发展,进而实现全人类的健康[8]。身的活动不脱离心,心的运作主要体现在知情意,灵的运作可表现于宗教信仰的灵修活动中[9]。由于文化原因,国内对关于灵性的研究还不深,但已经开始关注了。灵修禅修主要的目的在于提高自身的层次,当我们芸芸众生每天都在工作学习,为生活烦恼的时候,很难向上达到更高一个层次攀升的境界。人世间的烦恼是永远存在的,将不必要的烦恼忽略、踏到脚下,从而向更高处走,如此达到平衡提升层次,达到一个健康的心身状态。灵修是一个永恒的话题。

目前关于身心灵修养的方式主要在瑜伽、催眠、气功、中医

完整的人生包括身、心、灵三个部分,既指"身、心、灵"三个层面,又是三者的整合体。

养生等方面,特别是催眠术与瑜伽,更是风靡全球[10]。灵性的修炼就是自我的融合,即小我和大我的融合,也就是天人合一。自我的内在包含了两个部分:个体的小我、宇宙的大我。大我即宇宙绝对本体,小我即个体。小我无法脱离大我而独立存在,只有超越了感官、觉知、心灵和自我感的范畴,突破这种束缚,才能悟出灵性。通过这种融合性的修炼,我们可以获得内观的力量,深刻的反省自我,把智慧的光芒投射到我们的内在。这种内层修炼是达到心灵更深层唯一的方法。很多艺术作品和科学定律都是心灵深思冥想的结果[10]。

(三) 第三层次的平衡

知—情—意的平衡(见图中 C)。

知、情、意的三角平衡是心理健康的标准。

知、情、意的三角平衡是心理健康的标准。一个人生病了,正是因为知情意失调了。知就是认知,包括感知觉、思维,都是在认知的层次;情就是情感情绪;意是意志行为。如果你知情意是平衡的,那你一定是健康的,至少你的心理状态是健康的。如果这三个方面不平衡,那心理问题可能就出现了。

(四) 第四层次的平衡

单胺递质的平衡(见图中 D)。

所有的心身疾病和心理疾病,其最重要的根源就是单胺递质的平衡失调。

由个体微观入手,经典的单胺假说仍是我们解释心身(心理)疾病的发病和治疗机制的关键理论。现在所有的心身疾病和心理疾病,其最重要的根源就是单胺递质的平衡失调。尽管现在有的学术理论在质疑该假说,但可以说即使其不是源头,也一定是中间步骤。中间环节的平衡可以影响下一个平衡,进一步调整优化上一个平衡,形成一个动态的平衡。我们理论的假说正是建立在这样一个结构平衡的基础之上。

抑郁与血清中去甲肾上腺素(NE)、5-羟色胺(5-HT)和多巴胺(DA)水平等因素密切相关。NE 是由肾上腺髓质分泌的一种儿茶酚胺激素,是一种强烈的 α 受体激动剂,同时也激动 β 受体,通过 α 受体的激动,可引起血管极度收缩,使血压升高,冠状动脉血流增加。通过 β 受体的激动,使心肌收缩加强,心排出量增加;5-HT 是一种重要的神经递质,与人类的一系列行为问题相关,同时也与性格和情感障碍有关,在脑内参与多种生理功能及病理状态的调节,如睡眠、摄食、体温、精神情感性疾病的调节;DA 是一种神经传导物质,用来帮助细胞传送脉冲的化学物质,这种脑内分泌物质主要负责传递大脑的兴奋及积极向上的情欲、感觉等。近年有研究证实 DA 能够治疗抑郁症。有学者采用中西医结合的方法,运用祖国传统医学"心主神明"的理论,在应用米氮平抗抑郁的作用基础上,联合稳心颗粒,观察对血清中 NE、5-HT 和 DA 水平变化的影响,来探讨治疗抑郁症的新思路、新方法[11]。

现代医学发现,人类 65%～90%的疾病,如癌症、动脉硬化、高血压、消化性溃疡、月经不调等,与心理的压抑感有关,因此,这类疾病被称为心身疾病。下丘脑—垂体—肾上腺这三点一线形成了人体的应激反应中心,碰到危机时,它们分泌"去甲肾上腺素"、"肾上腺素"等压力激素。在激素的作用下,身体中的各种"资源"被重新调配,减少消化、免疫方面的供给,将重心放到心脏的供血和肌肉的运动中去,以让我们迅速应对危机。如果人整天处在焦躁不安、发怒、紧张、贪婪等状态,会令压力激素水平长时间居高不下,人体的免疫系统将受到抑制和摧毁,心血管系统也会由于长期过劳而变得格外脆弱,生理失衡由此而生。

> 如果人整天处在焦躁不安、发怒、紧张、贪婪等状态,会令压力激素水平长时间居高不下,人体的免疫系统将受到抑制和摧毁。

前述四个层次从宏观到微观阐述了平衡的存在,并且这四个层次之间也是相互联系和相互制约的,任何一个层次的平衡被打破,必然会影响其他层次的平衡。另外,从治疗学角度来看,目前的治疗手段,不论是药物治疗、物理治疗,还是心理治疗,都是从通过调节微观环境中的单胺递质平衡的失调入手的,从而达到第三、第二和第一层次的平衡。

 平衡心理治疗简介

(一)平衡心理治疗的原理

平衡心理治疗(BPT)就是运用心身平衡理论和方法打通思维之路的阻塞。我们为病人分析病因,先看清病人的思维之路被什么阻塞而使得内稳态失衡,再提供思路,引导病人对所遇到的问题作全方位和本质的认识,然后从纷纭复杂的现实生活中举出相应的事例加以比较,让病人站在另一个角度观察自我,深化对自己问题的认知,最后与其一起探讨如何行动。思想通了,障碍消除,内部平衡得以重建,自然心情舒畅。2009 年诺贝尔生理学奖得主伊丽莎白等总结出的长寿之道是[12]:人要活百岁,合理膳食占 25%,其他占 25%,而心理平衡的作用占到了 50%。

思想通了,障碍消除,内部平衡得以重建,自然心情舒畅。

BPT 寻求传统的病理心理治疗与当代流行的积极心理治疗的完美融合,强调在不同的文化背景下,纵析时间线,实现心身的多维度平衡。即:不仅仅要关注此时此地的当下,还要清晰理解过去的个体经历,更要面向未来,以实现心身灵内部的平衡稳态。

BPT 就是利用人体内的自我平衡系统的整体调节原理,通过医生与患者的沟通了解,将医生的指导信息反馈于病人的大脑高级中枢,调整、完善、修复系统,充分发挥病人的主观能动性,来激发、调动机体的物质能量,促进机体病理状态的良性转归。

BPT 治疗的关键是帮助来访者平衡好度的掌握与关系的协调。平衡既是分量适度,又是关系协调。

BPT 的适应证包括心身疾病、躯体症状障碍、抑郁障碍、焦虑障碍、失眠症及各类心理问题。

(二)治疗的目标

BPT 的治疗目标是实现身与心、个人、家庭与社会、自然的和谐统一,从容面对生活。

BPT 的治疗目标是实现身与心、个人、家庭与社会、自然的和谐统一,从容面对生活。即平衡心理应是积极的、向上的、旺盛的、有效的、平稳的、正常的心理状态,对发展变化的社会与自然具有良好的适应能力。BPT 指导个体的心理来适应家庭、社会、生态环境,特别是对生存环境产生的不良刺激能够及时有效地通过自我调节达到心身平衡[13]。

(三)BPT 中的平衡法则

BPT 在临床实践中,常常采用的平衡法则有以下四种:

第一种平衡的方式:将不如意变成如意。

即想办法去改变现状,从而达到心理平衡。饥则谋食、寒则谋衣,疲则谋息,病则谋医;辩诬析伪,抗暴防欺……有学者调查了100位拥有财富1 000万以上的人士,发现其中70%以上原先出身贫寒[2]。

将不如意变成如意。

第二种平衡的方式:扬长避短,另辟蹊径,另造一个大如意。

如果你觉得你的原生家庭小环境不好,你没办法将这个环境改造成你所期望的那样,但是你可以致力于选择和创造出一个良好的工作环境。对事业成功的满足会冲淡你对家庭环境的缺憾。再比如你是个胖子,虽然羡慕健美的身材,但是运动实在不是你的强项,你更愿意将时间和精力放在研究最新的手机应用软件上,当在这一领域取得成绩与自信时,健身领域的遗憾就自然减弱了,被平衡掉了。所以如果无法将"不如意"变成"如意",那也可以另造一个大大的如意,来平衡掉那些不如意。

扬长避短,另辟蹊径,另造一个大如意。

第三种平衡技巧:从不如意中找出如意。

任何事物都有两面性,任何人都有优点,即使你认为自己一无是处,通过理性认识也总能发现自己的闪光点。失眠的人热爱思考,肥胖者用食物创造满足,而抑郁症患者比一般人更加关注情感世界,很多伟大的艺术家文学家一度都曾有过精神问题。任何事情都有好的一面,如果我们觉得一件事情糟糕至极,那只是因为看得还不够全面,只要你的视角足够全面,就能从困境中看出希望。比如,一位因为严重头痛、异常焦虑而接受治疗的母亲。她坚持认为"勤劳"是每个人都应该具备的美德,是绝对的优点,因此,她无法接受自己上小学的儿子竟然不知进取,甘愿做一个成绩中游的"懒惰者"。经过各种努力而感觉无效的她,最终陷入无能为力的困境。然而,事情其实并不一定像她想象的那样绝对地糟糕。实际上,勤劳同时也意味着"为了达到目的,让人保持较长时间疲劳的行为方式",而"懒惰"也可以理解为"懂得爱惜自己"、"在某些特定的要求面前懂得知难而退"、"将时间精力放在自己更擅长或感兴趣的领域"的另一种能力[14]。发生各种身心疾病以致严重到住院也是如此,至少它们是在提醒我们:是时候考虑一下生活的平衡了。

从不如意中找出如意。

还有一种化解的办法叫作:"不化解"。

"不化解"。

人生在世,遇上不平的机会太多,一个轻蔑的眼色、一句伤人的话语,一次违约的行动,都会给人带来不平衡之感。如果过度讲求平衡,每一个不平衡都要予以计较,讨回平衡,那就会心劳日拙,不甚其苦了,结果是招来更大的不平衡[2]。比如你不小心丢掉 100 块钱,你一定不愿意再花 200 元路费去将这 100 元找回来;然而,人们往往做错一件事后怕丢人,怎么也不愿意承认,反而不断地找借口来掩饰,耗费更多时间精力,结果对自己的影响更差、更严重。有人与别人产生了争执,心里不平衡,不惜时间精力地纠缠其中,事后还久久不能平静,抱怨与难过很久不能释怀。可见过度讲求平衡会带来更多的损失,对于微不足道、无关紧要的不平衡,让它随风飘起,反而有助于大局的平衡。"不化解"的效果也不错,但往往容易被人忽略。

总之,化解"不如意"的途径是很多的,在乎人的运用而已。

八　平衡心理治疗的步骤

平衡心理治疗可分为团体治疗、个体治疗和家庭治疗三种类型,均大致包括以下六个步骤的操作流程,顺序并非固定不变,是可以相互融通,动态调整。

(一)平衡奠基石

建立信任关系,治疗关系建立时的破冰效应,了解基本情况。病人的信任,来访者自愿原则是建立良好医患关系的基础,是一个疗法是否能见效的不可或缺的根本。

(二)平衡领悟会

体验情绪:情绪情感是人们对客观事物是否符合自身需要的态度的体验,是与人的社会性需要相联系的主观体验。情感平衡是心理幸福感的重要组成部分,是一个人根据自己选择的标准对其生活质量所作的总体评价[15]。情绪驱使我们采取行动(如逃避、面对或宣泄),譬如哭泣或大笑都可以释放紧张和压力,任由情绪的能量自然地流动与消耗,可以更好地帮助寻找症状的成因。

情感平衡是心理幸福感的重要组成部分。

讲述平衡概念、讲故事（成功案例、哲理故事）、解读平衡箴言。这个过程是要通过生动的叙述，启发来访者领悟自己心理问题的症结所在。

（三）平衡症状析

具体分析，剖析失衡原因，提高患者自信。有学者认为，平衡式的人生主要包括六个方面：家庭、事业、财富、朋友、健康和成长。六个方面重要程度一致，缺少任何一方面，都可能导致身心的失衡。

（四）平衡心得志

无论你是为了考试而复习，还是为了减肥而锻炼，有一点是共同的：必须进行有效的训练，包括一系列有效的重复动作和循序渐进的努力。心理训练也是如此，患者需要完成家庭作业，填写平衡反馈单，建立治疗目标，梳理治疗心得，加深自我分析，表达治疗信心。

必须进行有效的训练，包括一系列有效的重复动作和循序渐进的努力。

"目标"能激发生命活力目标的建立，也有助于我们思绪的整理。英国科学家在 40～90 岁的人群里做了一个 7 年的追踪调查，结果发现：没有明确生活目标的，比有明确生活目标的，病死或自杀的人数足足高了一倍；患心脑血管疾病的人数，也多了一倍。研究表明："目标感很强"，对健康有益。生活中是否有追求，这决定了一个人的心态，进而决定其生理状况，甚至可以激发生命活力。如果有目标，就会有积极的心态，努力去寻找实现目标的途径，就会勤于用脑，脑子活动时总是把较多的葡萄糖送到脑中最需要的地方，用脑可促进脑的新陈代谢，所以勤于思考的人的脑血管经常处于舒展状态，从而保养了脑细胞，使大脑"延缓衰老"。相反，如果你没有目标，死亡便成了唯一的"目标"，那么隐藏在你潜意识里的自毁机制就会悄然启动，让你的身体每况愈下[12]。

目标的实现无疑会让人非常快乐，但这里要注意："目标"一定要切实可行，不宜过大，以小步子原则，逐一实现为宜，否则会起副作用。

"目标"一定要切实可行，不宜过大，以小步子原则，逐一实现为宜。

（五）平衡放松术

不同的来访者最适合的放松术可能不一样，是因人而异的。一般包括动态与静态两部分。

1. 动态放松术

包括太极拳、瑜伽、平衡保健操等。

① 太极拳：宋代周敦颐《太极图说》记载[16]："太极动而生阳，动极而静，静而生阴。阴极复动，一动一静，互为其根，分阴分阳，两仪立焉。五行——阴阳也，阴阳——太极也。太极本无极也。五行之生也，各一其性。无极之真，二五之精，妙合而凝。乾道成男，坤道成女。两气交感，生化万物，万物生生而变化无穷焉。"太极拳动作体松圆活，快慢适度，分清虚实。打拳时按套路调整身体的姿势，进行招式动作，是练形。通过守意，使意念归一，排除杂念，调整心理活动，清静养神。

② 瑜伽：通过瑜伽训练不仅使人以新的境界回归本我，而且还能使人感悟自我、领悟超我。从古至今，瑜伽都特别强调发展人际情谊、促进和谐，而且要求彻底冲破种族、年龄、性别、宗教和信仰等限制，追求人类的博爱和平等，这种基本理念使瑜伽自始至终坚持非常明确的练习目标，即让人们从一切精神怨恨以及与之关联的各种精神心理和生理疾病中解脱出来，达到最佳的和谐与超脱状态[17]。

③ 平衡保健操：通过平衡保健操的适宜性训练，能够增强体质，同时有助于改善全身关节滑利、软组织的血液循环和神经体液的调节，活跃肌肉及软组织的营养代谢，起到放松痉挛肌肉、牵引挛缩肌腱和韧带，提高和恢复身体软组织及各关节的活动能力。

2. 静态放松术

包括生物反馈训练、听息、冥想、自我催眠等。

杯子里的水总是浑浊的，但只在静的时候才能看到灰尘，所以环境静下来了，人的杂念反而"增多"了，这其实不是增多了而是嘈杂烦劳的时候没注意，想要让水变清的话放在那不管，学会"沉淀"是为术。所以，"静"是平衡放松术中相当重要的一面，入静不是简单意义上的什么都不想，而是一种专注的状态。譬如

入静不是简单意义上的什么都不想，而是一种专注的状态。

听息,就是听自己呼吸之气,意念专注于呼吸之间(呼吸之间的停顿为息,功力越高的人越长),开始练习时只用耳听,感受一呼一吸即可,至于呼吸的快慢、粗细浅深,皆任其自然变化,不用意识去支配它。渐渐的杂念就沉淀了,听到后来神气合一,杂念全无[18],而后当忘记呼吸的时候内心会变得清明,此时五感清晰,外面的干扰如映照在镜子中的影像,过后不留痕迹。

① 生物反馈训练:生物反馈是 20 世纪 60 年代发展起来的一门技术,它利用操作性条件反射原理,使主体得以了解原本很难意识到的机体变化,并通过学习达到随意控制和矫正不正常生理变化的目的[19]。有研究证实,生物反馈训练能有效改善个体的心理问题[20]。

② 听息:"听息"出自《庄子·人间世》,其要旨是:心随于息,息随于心;心息相依,绵绵密密。孔子说:"你专一心志,不要用耳去听,而要用心去听;不要用心去听,而要用气去听。用耳去听,只能听到耳所能听到的声音;用心去听,只能听到与心相合的食物。气这个东西,是空虚而能接纳一切事物的。唯有'虚'才能把'道'聚集起来"[21]。

心随于息,息随于心;心息相依,绵绵密密。

③ 冥想:关于"冥想",从认知角度可认为"冥想是通过身心的自我调节,建立特殊的注意机制,最终影响个体的心理过程的一系列联系"[22];从行为角度指出冥想"是包括身体放松、呼吸调节、注意聚焦三个阶段的综合过程"[23];从心理体验角度强调冥想可以"通过自我调控练习,让个体产生一种心理幸福感"[24]。因此我们可以说,冥想不仅强调身体放松,也强调认知和心理放松,是一种综合性的心理和行为训练。

④ 自我催眠:刘凌[25]在《潜意识与催眠术》中,提出催眠的实质即如何通过暗示来影响被催眠者的潜意识。通过对潜意识的积极暗示,可以充分调动人们的潜能,创造超乎想象的奇迹。徐静[26]也在《浅析催眠术与催眠疗法》中指出催眠治疗不仅具有广度而且具有深度,是走入潜意识深处的一条捷径,也是个体认知自我的一扇窗口。

(六) 平衡互助谈

发挥团体治疗的优势。欧文亚隆认为心理治疗的疗效在团

发挥团体治疗的优势。

体治疗中可得到更好的体验,疗效因子包括:希望重塑、普通性、传递信息、利他主义、原先家庭的矫正性重现、提高社交技巧、行为模仿、人际学习、团体凝聚力、宣泄、存在意识因子[27]。团体成员和团体环境间有着丰富而微妙的动力学互助成员会塑造自己的社会缩影,会逐个吸纳每个人特有的防御行为。团体互动越自发,社会缩影的发展就越快速真实,团体成员中主要的问题被引出、讨论、解决的可能性就越大[28]。

参考文献

[1] 袁勇贵,黄河,张伶俐,等.平衡心理治疗与心身相关障碍[J].实用老年医学,2017,31(10):906-909.

[2] 葛楚英.平衡——人类生存之路[M].武汉:湖北人民出版社,2006.

[3] 吕爱平.论中医辩证思维的内涵与特点[J].中国中医基础医学杂志,2009(7):481.

[4] 盛国光.“和”之要义及其在中医学中的体现[J].中医杂志,2006,47(6):410-411.

[5] 葛楚英.平衡学[M].武汉:湖北人民出版社,2013.

[6] 郭振华,李东,郭应焕.能量转换与守恒定律的发现[J].宝鸡文理学院学报(自然科学版),2012,32(4):40-46.

[7] 王文远.中国平衡心理学理论研究[J].前进论坛(健康中华),2006,1:37-39.

[8] 陈丽云.身心灵全人类模式——中国文化与团体心理辅导[M].北京:中国轻工业出版社,2009.

[9] 傅佩荣.心灵导师——身心灵整合之道[M].上海:上海三联书店,2009.

[10] 周慧虹.太极身心灵修炼及其和谐价值研究[D].长沙:湖南师范大学硕士学位论文,2012.

[11] 吕静静.稳心颗粒联合米氮平对抑郁症及血清 NE、5-HT 和 DA 的影响[D].石家庄:河北医科大学硕士学位论文,2012.

[12] 李宏磊.心理因素或决定寿命长短[N].新华每日电讯,2014-8-8(10).

[13] 王文远.中国平衡心理学理论研究[J].前进论坛(健康中华),2006,1:37-39.

[14] 诺斯拉特·佩塞施基安.积极心理治疗:正向的理论与实践[M].北京:知识产权出版社,2013.

[15] 梁瑞华,毛富强,赵朋,等.内观认知疗法对大学生心理因素的影响研究:情感平衡、领悟社会支持和容纳他人[J].中国行为医学科学,2008,17(12):1106-1108.

[16] 杨全祥.太极拳拳学思想的理论渊源与基本意蕴[J].河南社会科学,2007,5.

[17] 单清华,刘莹,王振涛,等.瑜伽文化足迹及现代健身价值研究[J].体育与科学,2009,30(5):46-48.

[18] 天心见.用精神守护生命——道家养生法精粹(续)[J].中华养生保健(上半月),2002(6):19-20.

[19] 郑延平.生物反馈仪的临床实践[M].北京:高等教育出版社,2003.

[20] 陈艳红,陈幼平,李丹,等.生物反馈训练对大学生心理健康的影响[J].中国健康心理学杂志,2013,21(12):1831-1833.

[21] 金志良.听息、止观和坐忘[J].气功杂志,1998,9:486.

[22] Cahn BR, Polich J. Meditation states and traits:EEG, ERP and neuroimaging studies[J]. Psychological Bulletin, 2006,132(2):180-211.

[23] 姜镇英.冥想训练对美国中学游泳选手训练后的焦虑、心境状态及心率恢复的影响[J].体育科学,2000,20(6):66-74.

[24] Walsh R, Shapiro SL. The meeting of meditation disciplines and Western psychology:A mutually enriching dialogue[J]. American Psychologist, 2006, 61:227-239.

[25] 刘凌.潜意识与催眠术[J].湘潮(下半月)(理论),2007,9:41-42.

[26] 徐静.浅析催眠术与催眠疗法[J].法制与社会,2008,34:368-369.

[27] 欧文·亚隆.团体心理治疗——理论与实践(第五版)[M].北京:中国轻工业出版社,2010.

[28] 杨莉萍,张秀敏.社会建构论语境中的团体心理治疗[J].医学与哲学,2013,34(1):47-49.

（袁勇贵　黄河）

第二章

中庸思想在平衡
心理治疗中的运用

中庸之道，主张在思想上要不偏不倚，处理问题要适中，从而使人的心理保持平衡。从心理学的视角探究"中庸之道"的运用价值，发挥其在心理治疗中的作用，并将其运用到实践中，必将会产生良好的效果。

　　"中庸之道"是儒家思想的核心理念,是我国传统文化的一个重要内容,也是维护每个中国人身心健康发展的有效方法。它主张在思想上要不偏不倚,处理问题要适中,从而使人的心理保持平衡。从心理学的视角探究"中庸之道"的运用价值,发挥其在心理治疗中的作用,并将其运用到实践中,必将会产生良好的效果。

一　从民族性格角度探讨"中庸"心理治疗本土化

　　不同国家的人民塑造了不同的文化,不同的文化也在影响着人们不同心理与行为的体验和表现。心理咨询和治疗起源于欧美国家,以西方人群为对象,因而带有强烈的西方文化色彩,并不是面向中国的。文化的特殊性使东西方人的心理特征也存在明显差异,所以心理咨询与治疗本土化的问题随之而来。

　　我国是一个有着千年历史积淀的文明古国,博大精深的儒家文化影响着国人看待事物的角度和方式,也造就了国人的中庸性格[1]。从民族性格角度分析中国人典型的心理特征,从而探讨"中庸"心理治疗本土化是必要的。中国传统文化重人伦,偏向群体意识,强调对人际关系的重视,人们相互间存在密切的人际依赖和制约关系,尊重权威[2],因而中国人典型心理障碍的原因也主要表现在人际关系或家庭关系紧张[3]。可以说中国人的"社会取向"或者说"关系取向"是了解国人心理的关键。

　　在人际交往过程中,中国人强调自我约束,以实现人际关系的和谐,情感上表达委婉,做到"喜怒不形于色";行为方式上,多采取持中致和、明哲保身的态度,对他人讲信修睦,以避免发生冲突;沟通方式上,力求言辞委婉、点到即止,不追求个性的表达。同时传统文化也造就了国人与众不同的心理防御机制——阿Q式精神防御,体现在个体认为周围的一切是依主观想象而转移的,即"我认定怎样它便怎样",这种精神胜利法积淀成民族文化心理而普遍存在,的确有自我保护的功能,但它往往在精神上阻碍个人改善生活环境,看似智慧,实则懦弱和懒惰[3]。国人的行为方式和价值观念深受"中庸"思想的影响,表现出特有的

中国心理治疗理论与方法的本土化,必须要与中国传统文化相契合。

国民性格,因此"中庸"对于心理治疗本土化具有很大的意义。

 心理学视角下的"中庸之道"

平衡心理治疗就是以中庸思想为指导,主张知情意的三角平衡是心身健康的标准,以实现内部的平衡稳态。

中庸的心理健康,用现代心理学观点看,就是指人的知、情、意协调和人格的稳定性[4]。平衡心理治疗就是以中庸思想为指导,主张知情意的三角平衡是心身健康的标准,以实现内部的平衡稳态。近年来,心理学视角下的中庸研究方兴未艾,受到了越来越多研究者的关注,并将理论应用到实践中。如:张德胜将中庸作为一种理性行动取向,主张从整合的观点出发,不光从自己的角度出发,还能设身处地以交往他方和自己在内的整个行动体系为参照架构[5]。黄金兰、杨中芳认为,中庸思维使个体在面对问题时,能够跳出自我的局限,站在更高的角度来看待问题,最终以实现和谐的目标来决定行为方式[6]。蔡锦昌认为,所谓"致中和"的意境是指以人本性和内心的要求为根本出发点,在外部环境中寻求"中节",是自身的内在要求在外部环境中得到过无不及的也最为适当的展现[7]。除此之外,诸多学者都从心理学角度对中庸之道进行了探讨,其中杨中芳与赵志裕提出的中庸实践思维最为系统化,他们将中庸视为一种行为处事的方法论,建构成一套"元认知"的"实践思维体系",即人们在处理日常生活事件时,用以决定要如何选择、执行及纠正具体行动方案的指导方针[8]。

 儒家思想"中庸"在当代心理治疗中的施用

（一）"仁"是良好心理咨询关系的基础

儒家思想提倡的"仁爱"、"中庸"等思想,对当代心理咨询和治疗具有启发和借鉴意义。儒家思想强调"仁者爱人",将"仁爱"作为儒家文化的核心,主张"仁"是良好人际关系的基础。在心理咨询中,咨询师与来访者的咨询关系也是一种特殊的人际关系。通常情况下来访者与咨询师之间属于陌生人关系,与陌生人进行心灵沟通、人生思考实属不易,因而在心理咨询过程中要建立良好的咨询关系就必须有仁爱之心,才能与来访者达到共情,实现进一步的深刻理解和沟通。因此"仁"的思想施用到心理咨询中,就表现为"仁"是良好心理咨询关系的基础。在咨询过程中要求咨询师有仁爱之心,这样才能推己及人,设身处地理解来访者的不良情绪,做到对来访者最大限度的体谅、理解与关心。

(二)"和为贵"是处理医患关系的重要原则

"和为贵"是儒家思想的核心理念,也是处理人际关系的重要原则。"和为贵"也同样适用于心理治疗过程,是处理医患关系的重要原则。在心理治疗过程中,要在医患之间形成一种相互依赖的动态平衡,形成治疗师与来访者相互信任、相互合作的良性互动,主张"和而不同",更有利于实现他们的共同目标。

(三)"扮演适当角色"是建立良好医患关系的必要条件

"扮演适当角色"是人际关系的根源[9]。《论语》中强调"君君,臣臣,父父,子子",以此说明在人际交往中,要明确自己的人际角色,扮演适当的角色。在心理治疗过程中,随着治疗阶段的发展和深入,治疗师将扮演不同的角色。在治疗开始阶段,治疗师要扮演听众的角色,要注意倾听并真正地接纳与尊重来访者,这是打开来访者内心世界的钥匙。当来访者感觉被充分尊重后,治疗师要扮演一个伴侣向导的作用,在一种自由的氛围下,鼓励来访者自我探索,此时治疗师要配合来访者的心理现状。随着心理治疗进程的继续深入,治疗师要成为来访者的"监护人",以保障来访者的顺利成长。

在整个心理治疗的过程中,治疗师只能与来访者建立咨访关系,而不能建立咨访以外的其他关系(如朋友、恋人)。心理咨询与治疗实践的工作伦理守则之一,就是要避免多重关系。多重关系指的是在心理咨询与治疗的过程中,心理治疗师与来访者建立了除专业关系以外的其他关系。如果治疗师与来访者发展为朋友或熟人关系,那么来访者就会以熟人的角色标准给心理治疗师送礼、请吃饭,希望通过这种方式与心理治疗师建立稳

在整个心理治疗的过程中,治疗师只能与来访者建立咨访关系,要避免多重关系。

定的关系,期望心理治疗师以熟人的互动准则来回应,从而产生过度依赖的心理。心理咨询与治疗具有高度的纯洁性,一旦发展为其他关系,咨询关系就无从谈起,更不会有咨询效果。心理治疗师必须清楚地了解多重关系对专业判断力的不利影响,避免多重关系,这既是对来访者权益的维护,也是对心理治疗师安全的保护。因此治疗师必须要扮演好适当的角色,同时巧妙运用心理咨询的技巧和方法,才能确保咨询关系协调稳定,心理治疗顺利进行。

(四)"中庸之道"心理治疗价值的定位

从中庸思想的内容看,"中庸之道"为现代心理咨询和治疗提供了知识来源。儒家传统的根本关怀就是学习如何成为人[10],即讨论人如何成为一个儒家所期望的社会人[11]。作为儒家思想核心部分的中庸思想,关注个体如何进行自我完善,实现人与身心之间、人与人之间、人与自然之间以及人与社会之间的和谐。美国著名心理学家罗杰斯在《论人的成长》这本书的封面上写道:"生命的过程就是做自己,成为自己的过程。"而现代心理咨询治疗的目的就是帮助来访者发现问题,并启发他们依靠自己的力量解决问题,从而提高生活适应性,提升自我调节适应环境的能力,促进人的成长。可见,不论古今中外,人都要处理人与身心、人与人、人与自然、人与社会的问题。既然中庸思想以"成人"为目的,孕育了我国传统文化中的道德准则和思想方法,也就是说"中庸之道"从根本上回答了"成人"的思维方式和处事原则,必将会涉及环境适应、自我完善等问题。针对这些问题,中庸思想就人际关系、压力事件、身心健康等提出自己的见解。而这些问题与现代心理咨询和治疗所探讨的问题具有高度一致性。也就为心理咨询和治疗提供了理论参考。

儒家"中庸之道"的心理治疗价值就是能够帮助病人保持心理平衡,提高适应能力,维护身心健康。但这并不意味着中庸思想能解决所有的心理问题。同其他流派一样,中庸思想也有自己的应用领域。儒家心理咨询与其他学派心理咨询的关系,不应是取代关系,而是补充关系[12]。中庸思想对心理咨询的借鉴意义,并非否定西方心理理论的价值,而是为心理治疗提供更多

中庸思想对心理咨询的借鉴意义,并非否定西方心理理论的价值,而是为心理治疗提供更多元化的策略、更全面的视角。

元化的策略、更全面的视角。我国心理治疗的专家学者们对中庸思想的研究已有一定的建树,也逐步尝试将中庸思想引入心理治疗。虽然中庸思想中有关心理治疗的思想比较零散,但是见解颇为深刻,对现代的心理咨询以及心理治疗具有重大意义和借鉴价值。平衡心理治疗即由此发展而来,经过系统的归纳整理,探索中庸之道的深层含义。

四　中庸思想与心理治疗的对接

(一)"中和"与"平衡"

中庸思想提倡的"和",强调事物之间的相互补充、协调有序,从而实现总体上的和谐平衡。《中庸》首篇讲:"喜怒哀乐之未发,谓之中;发而皆中节,谓之和。中也者,天下之大本也;和也者,天下之达道也。致中和,天地位焉,万物育焉"[13]。"中"是把握事物的度,"和"就是追求整体的和谐。中庸的"中和"是建立在对立统一之上的,承认彼此之间的差异,强调不同之间的协调和平衡,达成"中和"[14]。"中和"是中庸的最终目标,是个体将人的本然状态在现实生活中充分表现出来,实现内在世界与外在世界的和谐统一。而在心理治疗中,平衡心理治疗就是运用心身平衡的理论和方法,打通思维之路的阻塞,达到观念的平衡。个体的经验与所接受的信息经过个体的认知,从而形成观念。导致不适应心理与行为的重要原因是信息的不均衡(不对称)或信息量过小(或过狭窄)[15]。若个体不断接受各种信息,信息的各方面就越趋于平衡,个体观念的适应性就越强;当信息趋于不平衡时,就会形成偏颇、非适应观念。倘若现实与非适应观念相碰撞,就会产生心理问题。平衡心理治疗追求"平衡"的心理状态,强调观念、信息与心理之间的协调与平衡,形成良性循环,这与"中庸之道"有内在的相通之处。

平衡心理治疗追求"平衡"的心理状态,强调观念、信息与心理之间的协调与平衡,形成良性循环,这与"中庸之道"有内在的相通之处。

(二)"融合"与"包容心"

中庸是动态的,不是僵死不变的,在处理分析问题时,必须要用发展的眼光看问题,强调因时、因地、因人而变化,要随时变通,而融合就是这个动态之所以动的原因之一。融合就是既不固守也不消极抵制,它要求的是吸收、包容,是一种主动的姿态,是一种发展的趋势[16]。在心理治疗中同样可以借鉴"融合"的观点,这里的"融合"就表现为"包容心",就是要克制自我,实现和谐共存。中庸之道在某种程度上就是人际关系之学。在心理治疗过程中,离不开治疗师对来访者的包容心,以一种主动的姿态去认识来访者,能够理解对方的心理状态,感同身受判断对方的心理过程,尊重来访者不同的价值观,这是心理治疗师的一项基本品质。对于心理治疗中人际关系的处理上,同样也需要包容心。心理治疗师对来访者的境况心领神会,能使来访者感到自己被理解和接纳,充分信任治疗师,进而愿意积极沟通,乐于倾诉,亦有助于构建良好的咨访关系,从而使治疗师了解更多的信息,治疗得以进一步深入。而良好融洽的咨访关系是心理治疗的基础,也是促进来访者改变和发挥潜力的关键。"宽则得众",对身边的一切事物报以包容之心,待人处事厚道豁达,少一些埋怨和愤怒,多一些包容和谅解,才是人与人融洽相处的有效方法。

> "宽则得众",对身边的一切事物报以包容之心,待人处事厚道豁达,少一些埋怨和愤怒,多一些包容和谅解。

(三)"不偏不倚"与"平等心"

根据埃利斯的认知情绪疗法,情绪是由人的思维和信念引起的,情绪困扰是自身所存在的不合理信念导致的。因此,帮助来访者认清不合理的思维方式,以合理的思维方式代替不合理的信念,是治疗的重要一环。

中庸,是世界观又是方法论,不是简单的折中主义,也不等同于庸俗的中间路线。中庸之道为心理治疗提供了一种思维方法,体现了一种独特的辩证智慧。儒家的中庸辩证法与平衡心理治疗所处理的辩证关系也存在一致性,比如情绪情感中的乐与悲,如果偏离中间状态处在两极,就会产生心理问题。中庸思想强调对立面的依存,这里的"中庸"并不是机械的,也不是简单的"中间",而是"合适"的意思。用于处理心理问题,可以理解为人的内心世界能够做到"不偏不倚",也就是平衡心理治疗所强调的以平等心看待事物,不要以自己的主观感情去看待。"以我观物,物皆着我之色彩",站在自己的立场上看问题,很容易根据

> 中庸思想不是简单的"中间",而是"合适"的意思。用于处理心理问题,可以理解为人的内心世界能够做到"不偏不倚"。

个人的喜好作出判断,而使事物的优劣判断带有主观色彩。在看问题想事情时,以平等心对待,就能看到事物的两面性,唯有如此我们才不会汲汲于追求所好,不会对厌恶之事恶语诽谤[16]。

五　中庸之道心理治疗的实践

(一) 心理调适与哀伤辅导

每个人从出生到死亡,伴随着成长,都会经历各种各样的"丧失",比如失恋、失业、甚至丧亲。丧失随时都有可能发生,每个人都可能体验到"爱别离,求不得"那种哀伤不已的感受。丧失的东西越是重要,造成的影响就越大,其中亲人的离开和死亡,对个体的打击尤其巨大,因此哀伤辅导是心理治疗的重要方面。中庸之道从"中和"观点出发,提出情绪表达要适可而止,"乐而不淫,哀而不伤"。不论是哀伤还是快乐,都要做到恰如其分,不过分。对于亲人的亡故,固然要表达哀伤,但不应无节制地哀恸以致伤己,而是要尽心、适度、合礼[12]。即要把握好"度",否则就"过"了。在哀伤辅导中,我们要帮助哀伤者表达悲伤,并对悲伤有所调整,最后能够达成控制情绪的状态。注意首先要帮助当事人接纳失去至亲的事实,而接受至亲离世是一个痛苦的过程,要帮助哀伤者懂得去表达伤痛的情绪,而不能使其压抑或忽略。作为亲友,也可以给哀伤者提供适当的支援,协助疏导伤痛情绪,比如抽时间陪伴、安慰当事人,让哀伤者宣泄情绪,适当帮忙分担某些事务,比如帮着照顾家里的小孩或老人,协助料理日常家务等。

> 哀伤辅导是心理治疗的重要方面。在哀伤辅导中,我们要帮助哀伤者表达悲伤,并对悲伤有所调整,最后能够达成控制情绪的状态。

(二) 社会生活技能

个体在生活中会遇到各种生存问题,在应对这些问题时需要社会生活技能。在心理治疗的过程中也常常会遇到这方面的需求。"中庸"是儒家推崇的应对社会问题的原则[12]。孔子云:"唯君子也,则体中庸之德于心,而修中庸之道于天下,则中庸之统在君子矣"。由此可见,"中庸之道"的"道"就是君子人格,中庸就是诸德的整合。各种德形都是以中庸为目标,相互制约,相互促进,在"过"与"不及"之间找到一个平衡点,从而维持在中庸的状态。中庸思维就要求我们要不偏不倚,在坚持自己原则的基础上,选择行动方案。中庸不是折中主义,在实践中机械地把不同的观点组合在一起,在不同观点之间和稀泥搞平衡,这是毫无原则的。中庸之道"中"的原则是真正做到恰当、适度、适中。从这个角度来讲,中庸可以用作处理复杂事情的基本原则。

(三) 平衡心理治疗

平衡心理治疗认为个人对不平衡的处理不当,是烦恼甚至疾病的根源。而在现实生活中,人生不如意常有八九,人的一生有相当一部分的时间,是用来化解这个"不如意",即不平衡的。平衡既是分量适度,又是关系协调,平衡心理治疗的关键是帮助来访者懂得度的掌握与关系的协调。"度"掌握好了,事物呈平衡状态;"关系"协调好了,事物亦呈平衡状态。人是一个"心物交互多维动态平衡体",讨论人的行为必须从动态平衡的角度进行。平衡心理治疗强调:

(1) 治疗者要帮助来访者找到自己认为的最佳方案,帮助他们跳出自我的陷阱,看到问题的阴阳互依互存性,不走极端,做到恰如其分,通过该应对方式,发展能力,培养意志。

(2) 在具体事件的处理上,引导个体从多个角度,在更大的时间和空间框架中,放大思维空间,思考当前的形势,并能够换位思考自己面临的情境,做到对人对己恰到好处的"中庸"。

(3) 追求各种关系之间的平衡:自我和谐与人际和谐的平衡、个人利益与整体利益的平衡,追求"万物并育而不相害,道并行而不悖"的境界,通过调和事物之间的矛盾以求整体的平衡,避免偏激的行为[17]。

(4) 平衡心理治疗不仅是一种心理治疗方法,同时也是生活中的受用之学,可以指导个体行为处事。我们在独处的时候,要主动地进行自我反省、自我教育、自我监督,达到理想自我与现实自我的平衡。从这个角度来说,平衡心理治疗有助于提高我们的内在修养,强化个体的主体意识,促进自我的发展。

中庸之道"中"的原则是真正做到恰当、适度、适中。

不走极端。

从多个角度,在更大的时间和空间框架中思考。

求整体的平衡,避免偏激的行为。

达到理想自我与现实自我的平衡。

中庸思维的相关实证研究

中庸之道在心理治疗的研究重点是探究国人如何用中庸之道来化解各种心理矛盾。王飞雪和李华香探究人们在冲突情境中，如何应用中庸思维来选择应对策略[18]，结果发现高中庸思维者更倾向选择合作性的应对策略，低中庸思维者会选择妥协性的应对策略；并且会因亲疏关系，表现出不同的中庸行为。郑思雅等人认为，运用中庸思维的个体，能分辨事物的变化以及不同事物间的相互关系，从而看出其特殊性，便能因时而变，因势而动，在不同环境中采用不同的应变方法，使做事时更能灵活应变，适应力也因而提高[19]。吴佳辉在对台湾学生进行的中庸思维与生活质量的关系研究中发现，中庸思维对整体生活质量有正向预测作用，通过提升社会自信来增进个人的社会生活质量，最后增进个人的整体生活满意度[20]。此外还有研究发现，中庸思维与多项心理健康指标呈显著正相关，如生活满意度、幸福感，而与抑郁、焦虑呈负相关[21]。

 "学贯中西"是"中庸"本土化心理治疗的成功之道

西方心理学是在西方社会、文化、经济、历史背景下的本土心理学，它的概念、理论、方法也只有在西方的社会文化历史背景下才具有真正的意义[22]，其适用范围是有限的，并不完全适合中国人。因此心理治疗本土化是当前中国心理发展的当务之急，必须探索出适合本国文化背景的心理治疗理论和方法。"学贯中西"是"中庸"本土化心理治疗的成功之道。中国的心理咨询和治疗，必须以中国人的心理为切入点，既要看到中华历史文化的积淀，也要有选择性地鉴别吸收西方的精华，实现西方心理学理论与本土文化的整合。

有选择地吸收中西方的心理学技术，是中国心理学发展的有效途径。我们要汲取各家之所长，实现中西方技术在国人身上的效用。

中国的心理咨询和治疗，必须以中国人的心理为切入点，既要看到中华历史文化的积淀，也要有选择性地鉴别吸收西方的精华，实现西方心理学理论与本土文化的整合。

1. 人本主义可以用于治疗关系

在心理治疗过程中,人本主义十分重视咨访关系,主张当事人中心疗法,将咨访关系作为治疗的手段,治疗师必须要无条件地关注接纳来访者,做到真诚、同感,以此来建立良好的咨询关系,并为治疗过程的顺利进行奠定良好的基础。

2. 可以选择精神分析的技术来协助解读

精神分析在寻求病源时,总是倾向于从本我、自我、超我三者发展中的矛盾分析症结所在。而在选择问题解读方法时,倾向于用联想、释梦催眠等方法来挖掘个体的潜意识,以便实现对心理问题的解读[23]。

3. 中庸思想可以用于方案制定

中庸思想在心理治疗中有很高的运用价值,"执其两端",即在解决问题坚持"用中"(采用中间)的同时,要把握事物的两端。在方案制定上只有"执两用中",才能保持平衡,实现各种方法的协调统一,达到最优的心理治疗效果。

4. 行为主义可以用于治疗实施

行为主义主要是基于刺激与反应理论,用于对外显行为的控制。在治疗实施过程中,关注具体的不适应行为,通过改变行为来追求疗效的实现。

5. 儒道的结合为心理咨询和治疗的发展提供动力

儒道互补,相辅相成,可以帮助来访者实现人与自然、社会的和谐统一。

儒家主张积极适应人生,鼓励人们"入世";道家的思想看似消极,却也发挥特殊的辅助作用,它以一种全然不同的方式应对人生,提倡"出世",淡泊名利,追求内心的平静安定。儒道互补,相辅相成,可以帮助来访者实现人与自然、社会的和谐统一。

发挥中庸思想在心理治疗中的积极作用。

综上所述,将中庸之道运用于平衡心理治疗中,使其中具有心理咨询价值的内容转变为可操作的心理学技术,探究中庸思想的心理治疗价值,将传统文化的思想与现代人的心理特点结合起来,构建新的心理治疗理论,发挥中庸思想在心理治疗中的积极作用,不断创新,努力建立适合国人的心理治疗新体系,推动我国心理健康教育的本土化,为提高国人的心理健康水平尽一份绵力。

参考文献

[1] 徐兴华,秦军.浅谈传统文化对心理咨询与治疗本土化的影响[J].黑龙江科技信息,2008 (01):119.

[2] 吴垠.中国人"关系取向"的社会心理特征与心理咨询本土化之间的张力[J].山西高等学校 社会科学学报,2011,23(08):91-93.

[3] 汪新建.关于心理咨询与治疗本土化的思考[J].社会学.法学,2003,02(23):86-89.

[4] 马建新,王改红.中庸之道在大学生心理教育中的价值研究[J].赤峰学院学报,2014,30 (23):88-90.

[5] 张德胜.论中庸理性:工具理性、值理性和沟通理性之外[J].社会学研究,2001(02):33-48.

[6] 黄金兰,杨中芳.中庸处事信念[J].本土心理学研究,2012(15):13-18.

[7] 李艳.中庸思维对员工合作竞争态度、组织公民行为的影响[D].南京:南京大学,2011.

[8] 杨中芳,赵志裕.中庸实践思维初探[C].台北:第四届华人心理与行为科技国际学术研讨 会论文集,1997.

[9] 郑美娟.论中国文化对心理咨询的启示[J].广西青年干部学院学报,2009,19(04):76.

[10] 杜维明.东亚价值与多元现代性[M].北京:中国社会科学出版社,2001.

[11] 成中英.合外内之道——儒家哲学论[M].北京:中国社会科学出版社,2001.

[12] 景怀斌.儒家思想对于现代心理咨询的启示[J].心理学报,2007,39(02):371-380.

[13] 朱熹撰,张汉东等校正.论语集注[M].济南:齐鲁书社,1992.

[14] 崔光耀.儒家中庸思想在人力资源管理中的应用[D].乌鲁木齐:新疆大学,2013.

[15] 刘友龙.信息平衡心理疗法资源库的建立[D].郑州:郑州大学,2011.

[16] 杨丹.论中庸之道在大学生人格完善中的作用[D].西安:西安工业大学,2010.

[17] 郭侃.大学生中庸思维对情绪及其调节的影响[D].成都:电子科技大学,2012.

[18] 王飞雪,伍秋萍.中庸思维与冲突情境应对策略选择关系的探究[J].科学研究月刊(香港), 2006(16),114-117.

[19] 程云菲.中国大学生中庸思维的现状调查及其与情绪问题的关系研究[D].广州:南方医科 大学,2013.

[20] 吴佳辉.中庸让我生活得更好中庸思维对生活满意度之影响[J].华人心理学报,2006(07): 163-176.

[21] 阳中华.中庸实践思维与家庭功能和心理健康关系研究[D].长沙:中南大学,2012.

[22] 缪榕楠.传统文化下的国人心理与心理咨询的本土化[J].徐州教育学院学报,1999,14 (03):68-71.

[23] 曹杭英.传统文化视野下的心理咨询与治疗之理论及世家探究[D].苏州:苏州大学,2013.

（张满燕　袁勇贵）

第三章

名言警句和谚语在平衡心理治疗中的运用

名言警句和谚语是人类思想和智慧的结晶,往往包含了人生观、价值观、行为处事准则、道德行为规范等内容,它短小精炼,言简意赅,寓意深刻,包罗万象。若能将名言警句和谚语运用到平衡心理治疗的实践中,必将会产生良好的效果。

名言警句和谚语是人类思想和智慧的结晶,往往包含了人生观、价值观、行为处事准则、道德行为规范等内容,它短小精炼,言简意赅,寓意深刻,包罗万象。若能将名言警句和谚语运用到平衡心理治疗的实践中,必将会产生良好的效果。

名言警句和谚语对心理健康的界定

1946 年,第三届国际心理卫生大会对心理健康下定义:"心理健康是指在身体上、智能上以及情感上与他人的心理健康不相矛盾的范围内,将个人的心境发展成最佳的状态。"我国心理学家认为,心理健康是一种持续的积极发展的心理状况,在这种状况下主体能做出良好的适应,能充分发挥身心潜能,而不仅仅是没有心理疾病。从这个过程不难发现,科学界对于心理健康的界定是由没有疾病-社会适应性-个体发展性发展,并由静态向动态完善[1]。综合而言,现今较为完善的心理健康定义为:"一种合乎某种社会水准的行为,一方面个体的行为能被社会所接受,另一方面他能为个体带来心理上的自我完善和积极的发展。"

对于心理健康的界定,在名言警句和谚语中也有许多表述。比如罗曼·罗兰曾经说过"内心的欢乐是一个人过着健全的、正常的、和谐的生活所感到的喜悦。"当外在的身体和内在的心灵和谐统一的时候,身心就不会疲惫,思想和行为高度统一,才会感到真正的快乐。荀子曰:"怒不过夺,喜不过予。"我们不可能没有情绪,真正幸福的人是那些不会被情绪左右的人,他们有沉稳的内心,懂得如何控制自己的情绪。爱因斯坦说:"真正地笑,就是对生活乐观,对工作快乐,对事业兴奋。"当以积极的心态对待身边的人和事时,内心也会真正地感到快乐。以积极乐观的心态处世,如此才能进一步获得生活的能量和智慧。

"内心的欢乐是一个人过着健全的、正常的、和谐的生活所感到的喜悦。"——罗曼·罗兰

二 名言警句和谚语对治疗关系建立的影响

平衡心理治疗同其他心理疗法一样,咨访关系是非常重要的。罗杰斯曾经指出:许多用心良苦的咨询之所以未能成功,是

因为在这些咨询过程中,从未能建立起一种令人满意的咨询关系。这种关系不同于一般的社会关系,而且这种关系有可能在短时间内就达到人际关系之中最为密切的程度[2]。正如教学中的因材施教,在心理治疗的过程中,咨询师也应该针对来访者的实际状况选择具体的治疗手段,这就需要咨询师与来访者之间建立一个良好的咨访关系。对于建立这种关系的论述,在许多名言警句和谚语中可见一斑。

（一）共情

英国有一则谚语说:"要想知道别人的鞋子合不合脚,穿上别人的鞋子走一英里。"表层的共情就是站在别人的角度上去理解,了解对方的信息,听明白对方在说什么。而深层次的共情是理解对方的感情成分,理解对方隐含的成分,才是真正听懂了对方的意思。爱因斯坦曾经说过:"对于我来说,生命的意义在于设身处地替人着想,忧他人之忧,乐他人之乐。"虽然讲述范围有些宽泛,但是其中的真理确是如此,即能够理解与分担对方精神世界中的各种负荷的能力,而不是进行判断和支持对方的能力。共情要求治疗者能够进入另一个人的精神境界,就如同那是你自己的精神境界一样,这样才能更好地理解那个需要你帮助的人[3]。

> "对于我来说,生命的意义在于设身处地替人着想,忧他人之忧,乐他人之乐。"
> ——爱因斯坦

（二）积极关注

马克·吐温曾经说过:"只凭一句赞美的话我就可以充实地活上两个月。"列夫托尔斯泰也曾经说过:"称赞不但对人的感情,而且对人的理智也起着很大的作用。"巴特勒说过:"赞美是美德的影子。"萧伯纳说:"我们总是爱那些赞扬我们的人,而不爱为我们所赞扬的人。"这也就是我们在心理治疗过程中常说的积极关注,它是一种欣赏的态度,治疗者以积极的态度看待来访者,注意强调他们的长处,即有选择地突出来访者言语及行为中的积极方面,利用其自身的积极因素,与此同时直接明确地针对他们的问题进行工作。

> "赞美是美德的影子。"
> ——巴特勒

(三) 尊重和温暖

卡耐基说过:"要使别人喜欢你,首先你得改变对人的态度,把精神放得轻松一点,表情自然,笑容可掬,这样别人就会对你产生喜爱的感觉了。"叔本华也曾经说过:"要尊重每一个人,不论他是何等的卑微与可笑。要记住活在每个人身上的是和你我相同的性灵[4]。"在心理治疗过程中,尊重与温暖是不可或缺的两个要素,它们不仅可以增强积极关注的效果,而且可以让咨询者更清晰透彻地去了解来访者,从而建立良好的关系。

> "要尊重每一个人,不论他是何等的卑微与可笑。"——叔本华

(四) 真诚可信

罗杰斯说过:"诚挚坦然的态度要比处处防范他人的态度有益得多。"程颐曰:"以诚待人者,人亦以诚相迎;以术驭人者,人亦以术而待。"真诚可信,最简单的解释就是要开诚布公地与来访者交谈,直截了当地表达你的想法,而不要让来访者去猜测你谈话中的真实含义或去想象你所做的一切是否还提供了别的信息。不要试图去扮演想象中的那个十全十美的治疗者。与此同时,要为来访者树立一个真诚的榜样,激励他们以同样的态度对待治疗。这也促使他们在生活中不再去装假、掩饰、否认、隐藏他们真实的思想和感受[5]。

> "以诚待人者,人亦以诚相迎。"——程颐

三　名言警句和谚语中的平衡法则

(一) 以喜胜忧——化不如意为如意

中国有谚语:"笑一笑,十年少;愁一愁,白了头。"还有:"一笑解千愁。"

德国的威尔科克斯说:"当生活像一首歌那样轻快流畅时,笑颜常开乃易事;而在一切事都不妙时仍能微笑的人,才活得有价值。"

拜伦曾经说过:"悲观的人虽生犹死,乐观的人永生不老。"

张从正是金元四大医家之一,精于中医的心理治疗。息城司侯闻其父死于兵乱,大悲痛哭,遂觉胃脘胀满,疼痛难忍。张

> "悲观的人虽生犹死,乐观的人永生不老。"——拜伦

氏想了方法令其大笑,数日后痞满皆散。

"人生不如意十有八九",在平衡心理治疗过程中,想办法改变现状,上述的以喜胜忧就是其中一种方法。化不如意为如意,从而达到心理平衡。

(二)扬长避短——另造大如意

司马迁曰:"善用兵者,不以短击长,而以长击短。"善于攻坚者,勿使之去固守;长于陆战者,勿使之去驾船。

刘安在《淮南子》中曾说过:"明月之光,可以远望而不可以细书;甚雾之朝,可以细书而不可以远望寻常之外。"

庄子有言:"水行莫如用舟,而陆行莫如用车。以舟之可行于水也,而求推之于陆,则没世不行寻常。"

这几句都说明了世间各种事物各有其长短、利弊,人们应当扬长避短,兴除利弊。在第一个平衡法则中,化不如意为如意并不是适用于所有情况的,因此当我们无法把一个不如意的事件转化成我们理想的状态时,我们就可以利用第二种法则——另造一个大如意,从而平衡那些不如意的事情。这就要求我们做到扬长避短,在某方面我们或许不如别人,但是要知道,你一定有着另外一面会比别人强。

(三)苦乐两味——从不如意中找如意

朗弗洛说过:"快乐和痛苦,就像光明和黑暗一样,是互相交替的。"

席慕蓉曾经说过:"原来,悲愁的来源并不是幸福的易逝,而是因为在幸福临近的时候没能察觉。"

罗曼·罗兰说:"人生是艰苦的,在不甘于平庸无俗的人,那是莫把烦恼放心上,免得白了少年头,莫把烦恼放心上,免得未老先丧生。"

罗家伦曾经说过这样一段话:"痛苦是生命的一部分。真正的快乐,不是天上掉下来的,而是从挣扎中产生的。在挣扎的过程中,自然有痛苦,却也有快乐,等到成功以后,则甜蜜的回忆更是最大的快乐。好比爬山,山坡陡险,山路崎岖,喘气流汗,费劲气力,但等爬到山顶,放眼四顾,那时的快乐,绝非从飞机上用降落伞下来的人所能领略的。生命的奇葩,民族的光明,都是从这痛苦中产生的。所以强者不求现成的享乐,而是承认痛苦、接受痛苦、欢乐地接受痛苦,要从痛苦中寻求快乐,产生快乐。"

《老子》五十八章曰:"祸兮福之所倚,福兮祸之所伏。"意思是祸与福互相依存,可以互相转化,坏事也可以引出好的结果,事情都是有两面性的。

"塞翁失马,焉知非福",当我们面前是一件我们自认为糟糕至极的事情时,不妨换一个视角来审视这件事情。苦乐两味,在平衡心理治疗过程中,就是要我们学会从不如意中找如意,在痛苦中寻求快乐。

"塞翁失马,焉知非福"。

(四)宽容大度——不化解

"惟宽可以容人,惟厚可以载物。"——薛日宣

"最高贵的复仇是宽容。"——雨果

"泰山不让土壤,故能成其大;河海不择细流,故能就其深;王者不却众庶,故能明其德。"——李斯

"惟宽可以容人,惟厚可以载物。"——薛日宣

莫言曾经说过:"人生在世,注定要受许多委屈。而一个人越是成功,他所遭受的委屈也越多。要使自己的生命获得价值和炫彩,就不能太在乎委屈,不能让它们揪紧你的心灵、扰乱你的生活。要学会一笑置之,要学会超然待之,要学会转化势能。智者懂得隐忍,原谅周围的那些人,在宽容中壮大自己。"

我们在生活中遇到的不如意的事情太多,假若每一件事都斤斤计较,这将会大大加重我们心理的负担,也会严重影响心理健康状态。因此,当我们面对不如意的事情时,不妨先静下心来想一想,这件事情值不值得自己抓住不放。对于那种微不足道的事情,最好的办法就是不予理会,也就是平衡心理治疗中的"不化解"法则。

四　名言警句和谚语对治疗目的的解读

(一)个人身与心的平衡

佛家主张在烦恼中磨炼自心,转烦恼为菩提(智慧)。《大乘

要道密集道果延晖集》说，遇到烦恼时，"人生必尝之苦茶也，源于思，始于忧，以宽处世，以雅待事，必淡之。""若认得道，即最上道，应当认识，随生任运克其烦恼，毕竟当生明空禅定。故《大幻上乐》云，烦恼极烦恼，当成大菩提。"自生妄念（贪、嗔、痴）时，也是如此，"倘以彼妄随生，任运必生明空"，故《金喜刚》云："以妄而治妄，以有而治有。[6]"

在佛教等思想的影响下，正念冥想成为当今世界最为流行的冥想练习。正念冥想目前对于焦虑、抑郁、压力管理、睡眠障碍等，已经成为主流的治疗方法[7]。正念冥想的作用之一，就是使个体保持身与心的平衡，达到身心平衡的状态。通过呼吸和动作等一系列的训练，使个体肌肉得到松弛，身体获得放松，通过冥想等训练，使个体心灵得到放松，从而达到完美的身心灵平衡的状态。

（二）人与人的平衡

"为仁者能好人，能恶人。"
——《论语》

以孔子为代表的"儒家学说"的核心思想是"仁"，所谓"二人为仁"，强调人与人的关系要"克己"、"爱人"[8]。《论语·里仁》云："为仁者能好人，能恶人。"精神卫生水平高的人跟"仁者"一样，无需带着面具生活，适当地把自己的好恶情绪释放出来，并培养自己相对独立的意志力和价值观，这样才能达到完善自我的目的[9]。

作为一个在社会中生存的人，人际和谐是至关重要的。正如前文对于心理健康的界定中提到的："个人的身心状态与他人的不相矛盾"，最完美的状态是达到人与人之间的平衡。所谓的平衡，即是在保持健康健全的心理状态的基础上，与他人保持互补且良好的关系。

（三）人与自然的平衡

"道生一，一生二，二生三，三生万物。万物负阴而抱阳，冲气以为和。"
——《老子》

老子主张自然，倡导无为，认为："道生一，一生二，二生三，三生万物。万物负阴而抱阳，冲气以为和。"倡导天人合一的宇宙生命观。道家认为人之本性为自然，老子突出人之自然，从而强调虚心，其修养方式是保持心原本之清静虚灵，而不是在心上做功夫[10]。

天人合一的思想应用于心理治疗的研究中，即是保持人与自然相平衡。作为一个独立的人，要三思而后行，即在做出某一行为之前做好充足的考虑，想好此行为是否合情合理，是否违背自然规律，不能贸然去违背规律而为所欲为。就如同弗洛伊德提出的本我、自我、超我人格理论，我们不能只凭借本我来行事，不要让自我受困于本我与超我的矛盾之中。

平衡心理治疗是一项新兴的技术，对名言警句和谚语进行深刻的解读，让这项技术有了更鲜活的生命力，有利于我们从文化出发，渗透到 BPT 的平衡法则、治疗目的等内容中去，有利于推动我国心理治疗的本土化，提高国民的心理健康水平。

参考文献

[1] 盖庆彬.大学生面对挫折时谚语应用与心理健康之关系研究[D].哈尔滨:哈尔滨工程大学,2011.

[2] 曹杭英.传统文化视野下的心理咨询与治疗之理论及实践探究[D].苏州:苏州大学,2010.

[3] 钱铭怡.心理咨询与心理治疗[M].北京:北京大学出版社,2015.

[4] 贺年.世界经典名言警句金榜[M].呼和浩特:内蒙古人民出版社,2003.

[5] 孟丽红.浅谈中国传统文化与当代心理治疗[J].健康心理学杂志,2003,11(5):347－348.

[6] 姚峰.基于中国传统文化的心理治疗观[J].赤峰学院学报(自然科学版),2012,28(3):170－172.

[7] 佛教与心理治疗的融合——佛教的禅修方法在心理治疗中的运用[J].医学心理学(医学与哲学),2015,11(36):31－34.

[8] 朱春鹰.中国传统文化"心"之思想解读[D].哈尔滨:黑龙江中医药大学,2014.

[9] 张沛超.心理治疗的哲学研究[D].武汉:武汉大学,2012.

[10] 姚萍.佛教思想对心理治疗观的影响[J].中国临床心理杂志,2012,20(5):734－736.

（张念莹　袁勇贵）

第四章

正念在平衡心理治疗中的运用

正念是佛教中最核心的禅法,也被称为观禅或内观禅。

正念是指对当下情况的有意注意过程,这种注意过程与我们日常生活中的很多经历形成鲜明对比,如无意识的思维漫游、跑步过程等。

科学研究使用不同途径对正念进行了探索,认为正念具备两个最基本的特征:① 正念关注的是个体的当下,包括个人感觉、情绪反应、精神状态及感知到的外界环境;② 无条件接纳在正念中尤为重要。

正念的概念、种类和机制

（一）正念的概念

正念是佛教中最核心的禅法，也被称为观禅或内观禅。冥想作为禅修的一项技法，其内涵与正念存在交叉和重叠，目前常被交替使用[1]。佛学家对正念和正念干预进行了大量的心理学研究，但正念丝毫没有脱离佛教或佛教徒的沉思，因此，其人群的局限性阻碍了正念研究的进展。正念可以存在于任何环境下的任何时刻，而非局限于特定环境[2]。以往文献对正念的定义多种多样，Brown 等[3]认为个体有意识地把注意集中于当下而出现的一种意识，不作任何评判的一种自我调节方法以及一种特定觉察方式构成了正念的概念，其主要包括有意识地觉察、关注当下和不作评判三层含义。一个操作性的概念指出正念是指对当下情况的有意注意过程，这种注意过程与我们日常生活中的很多经历形成鲜明对比，如无意识的思维漫游、跑步过程等。

科学研究使用不同途径对正念进行了探索，认为正念具备两个最基本的特征：① 正念关注的是个体的当下，包括个人感觉、情绪反应、精神状态及感知到的外界环境；② 无条件接纳在正念中尤为重要。

> 正念可以存在于任何环境下的任何时刻，而非局限于特定环境。

（二）正念的种类

1. 正念减压和相关的团体正念干预

为期 8 周的正念减压（mindfulness-based stress reduction，MBSR）治疗由 Jon Kabat-Zinn 创立，也是至今为止最广为人知的正念干预方法[5]。MBSR 由每周 2 小时左右的团体训练、每天约 45 分钟的自主练习和一整天的禁语密集型正念训练组成。MBSR 旨在通过身体扫描关注身体感觉、缓和的拉伸动作、瑜伽正念练习、讨论实践将正念关注运用于日常生活中，这其中就包括了对压力的管理。

2. 正念认知疗法

正念认知疗法（mindfulness-based cognitive therapy，MBCT）是

为预防抑郁复发而制定的一种正念心理治疗方式,结合了认知行为治疗中的教育部分和正念减压中的冥想元素。MBCT 主要是通过帮助患者识别并脱离或减少穷思竭虑,更多地关注当下的思维和感受以及培养自我同情来预防抑郁的复发[6]。

3. 密集正念训练和短期正念干预

密集正念训练能够很好地控制正念干预的强度和次数,时间可从 3 天跨越至 3 个月[6];而短期正念干预则只有 2～3 周[7]。遗憾的是,尽管这些方法能够很好地运用于研究中,其效果和普遍性仍需进一步考察。

4. 网络和电话正念干预

过去 5 年内,以网络和电话为基础的正念充满着市场。例如顶空正念手机 APP,在全球范围内已拥有两百万用户。此类正念干预优势显著,它们相对于传统的正念干预模式更为廉价、便捷,且更容易推广至互联网用户[2]。

(三) 正念的机制

1. 心理学机制

正念干预培养个体更多地关注自身当下情况的能力,这种"元认知意识"或"无执"(偏中心心态)可能是正念的一项重要心理学机制[2]。偏中心包括更多地从第三方的立场观察内部体验,从而帮助个体更有效地合理应对自身的想法、情绪或行为[8]。上述心理学机制在以往的研究中较为认可,例如:Teasdale 等[9]的研究表明,正念认知疗法可以改善恢复期抑郁患者的元认知意识;Hoge 等[10]的研究证实广泛性焦虑的患者经过正念减压治疗后焦虑显著降低。

除了正念引发的客观内省体验这一心理学机制外,也有少量研究提出了其他心理和行为学机制。总结归纳其大致包括接受和情绪调节技术、暴露、减少穷思竭虑、改变自我观念的某个部分等[2]。

2. 神经生理机制

越来越多的研究表明,正念干预的效果受大脑调节。几项研究利用脑影像学的方法探索了正念干预与脑功能或结构的关

从第三方的立场观察内部体验,从而帮助个体更有效地合理应对自身的想法、情绪或行为。

系，发现正念训练能够激活特定脑区（包括脑岛、壳核、躯体感觉皮层、前扣带皮层和前额叶[11,12]），使海马灰质密度增加[13]。尽管大量研究都已证实正念与脑之间存在诸多联系，却暂未有研究阐明两者之间联系的明确机制。值得一提的是，Creswell等[6]还发现了脑改变与下降的应激生物标记物（白介素 6、皮质醇等）之间的内在联系，这一研究为挖掘正念干预的神经机制奠定了基础。

（四）正念的疗效

大量研究表明正念对心理障碍患者效果较好，尤其在改善焦虑、抑郁情绪方面发挥着重要的作用。首先，有关心理障碍的研究发现，正念干预焦虑障碍的效果较躯体或药物治疗的效果更佳，其次为抑郁障碍[14]。重要的是，正念的效果在随访后相当长的时间（3 周至 3 年）内仍能够保持，这是药物治疗无法达到的[15]。其次，对于躯体疾病患者而言，正念同样可以改善其不良负面情绪。Chambers 等[16]的研究提示，晚期前列腺癌的患者经过正念认知疗法干预后，焦虑、抑郁情绪水平显著降低。1 型糖尿病患者、艾滋病患者、纤维肌痛患者在接受正念减压干预后，焦虑抑郁情绪也显著下降[17]。值得注意的是，焦虑抑郁情绪的改善不仅与"关注当下"息息相关，还与"无条件接纳"紧密联系，因为无条件接纳才能创造出更多的适应性策略，减少非适应性策略。

> 正念对心理障碍患者效果较好，尤其在改善焦虑、抑郁情绪方面发挥着重要的作用。

（五）正念与平衡心理治疗

"正念"这一概念最初来源于佛教，随后在西方心理学中逐步发展并被广泛运用。正念与平衡心理治疗有异曲同工之妙，平衡法则强调扬长避短、从不如意中找出如意，这与正念认知疗法中认知的识别与重塑实为同一种理念的不同表述，通过改变不合理的信念，使用合理信念替代之，从而达到情绪的缓解和行为的改善。

更为重要的是，正念强调的"无条件接纳、不评价"与平衡法则中的"不化解"也不谋而合，并在平衡放松术中得以展现。正如平衡心理治疗中提及的，人生在世，一个轻蔑的眼色、一句伤正念强调的"无条件接纳、不评价"与平衡法则中的"不化解"也不谋而合。

人的话等都会给人带来不平衡之感,但如果无条件接纳易引发负性情绪的事件并不对事件进行评价,负性情绪也就不会产生。这也就是平衡心理治疗提倡的"化解不如意的途径很多,在乎人之运用而已"。

 正念在平衡心理治疗中的运用

(一)环境准备

环境:通风,有新鲜空气;封闭、安全、舒适的空间。
着装:最好穿着比较宽松的衣服,最好不要穿鞋。
道具:座椅高度适中,椅背与地面垂直;瑜伽垫、坐垫。
辅助用品:蜡烛、音乐、植物精油等。

(二)正念姿势

1. 坐姿

首先,整个臀部完全坐在座位上,把整个身体的重心都交给椅子,以获得最大的稳定感,达到全身放松。开始的时候,注意使自己的脊椎保持与地面垂直,确保整个脊椎是直的(注意不要把背靠在椅背上,那样反而会影响身体气脉的贯通),确保头部和肩部的端正。

其次,锁骨肩背向后稍微打开,让胸腔舒展。双手可以很自然地放在自己的膝盖上,也可以放在椅子扶手上,要求同样是端正、放松。双腿不要夹得太紧,要自然地微微分开,双脚的距离一般约等于自己的肩宽。

2. 站姿

双腿分开与肩同宽,脚尖平行或微微自然地外倾,类似太极拳的起势姿势。双手自然垂于身体两侧,掌心向内(向自己大腿方向)。确保脊椎与地面垂直。确保头部和肩部处于自然而端正的位置。可以闭上眼睛,感受一下你的身体,如不合适,再做些调整。

3. 卧姿

平躺下，双手自然地放在身体两侧，不要紧贴身体，也不要离开太远，让自己感觉到肩关节、肘关节和腕关节很松弛。双手可以半握拳，也可以掌心向上，总之要很松弛，手指自然地弯曲。手臂伸直，但是不要有紧绷的感觉。

双腿伸直，同样不要有紧绷的感觉，双腿微微分开，不要交叠在一起，两脚之间的距离约为肩宽。设法让自己感到髋关节、膝盖和踝关节都很放松，腿部的重量均衡地分布在大腿肌肉、小腿肌肉和脚后跟上。

调节脊椎的位置，轻轻挪动颈椎和腰椎，直至感到脊椎是直的，但是不要紧绷。调节肩部，直至肩膀和脊椎是垂直的，没有歪斜。

（三）呼吸放松冥想训练

呼吸放松冥想训练。

姿势：坐式。

方法：

吸气。尽量深地吸气，慢慢地吸，要求是平稳绵长，一直吸到觉得你的肺完全装满了空气，不能再吸。

憋气。吸满了气以后就憋住，尽量地憋住，直到你觉得实在憋不住了，再呼气。

呼气。呼气时同样要缓慢地呼，尽量地保持平稳绵长的节奏，一直到把你肺部的空气完全呼出。

憋气。呼出全部空气以后，再次憋气。同样，尽量地憋住，直到你觉得实在憋不住了，再吸气。

重复以上步骤五次，身体自然得到放松。

（四）想象放松训练

想象放松训练。

姿势：站姿或坐姿。

指导语：想象你身处很清澈的水中，水面就在你头顶不远处，水底在脚下不远处，你身在水中，上不挨天，下不着地，毫不费力地悬浮着～～～水很清澈，在灿烂的阳光和水草的辉映下，呈现出碧蓝色，很舒服～～～水底不时有一串串气泡冒出，升起，然后消失在水面～～～现在，想象你正凝视着这些气泡，看

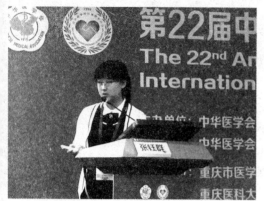

张钰群博士在第 22 届心身医学年会上发言

它们缓缓升起,然后逐渐消失～～～

　　想象 3～10 分钟,尽可能使想象的画面细致而逼真,有身临其境的感觉。

参考文献

[1] 王云霞,蒋春雷. 正念冥想的生物学机制与身心健康[J]. 中国心理卫生杂志,2016,30(2):105‐108.

[2] Creswell JD. Mindfulness Interventions[J]. Annu Rev Psychol. 2017, 68:491‐516.

[3] Brown KW, Ryan RM. The benefits of being present:mindfulness and its role in psychological well-being[J]. J Pers Soc Psychol. 2003, 84(4):822‐848.

[4] Holas P, Jankowski T. A cognitive perspective on mindfulness[J]. Int J Psychol. 2013, 48(3):232‐243.

[5] Kabat-Zinn J. An outpatient program in behavioral medicine for chronic pain patients based on the practice of mindfulness meditation:theoretical considerations and preliminary results [J]. Gen Hosp Psychiatry. 1982, 4(1):33‐47.

[6] Creswell JD, Taren AA, Lindsay EK, et al. Alterations in Resting-State Functional Connectivity Link Mindfulness Meditation With Reduced Interleukin-6:A Randomized Controlled Trial[J]. Biol Psychiatry. 2016, 80(1):53‐61.

[7] Creswell JD, Pacilio LE, Lindsay EK, et al. Brief mindfulness meditation training alters psychological and neuroendocrine responses to social evaluative stress. Psychoneuroendocrinology. 2014, 44:1‐12.

[8] Papies EK, Pronk TM, Keesman M, et al. The benefits of simply observing:mindful attention modulates the link between motivation and behavior[J]. J Pers Soc Psychol. 2015, 108(1):148‐170.

[9] Teasdale JD, Moore RG, Hayhurst H, et al. Metacognitive awareness and prevention of relapse in depression:empirical evidence[J]. J Consult Clin Psychol. 2002, 70(2):275‐287.

[10] Hoge EA, Bui E, Goetter E, et al. Change in Decentering Mediates Improvement in Anxiety in Mindfulness-Based Stress Reduction for Generalized Anxiety Disorder[J]. Cognit Ther Res. 2015, 39(2):228‐235.

[11] Tomasino B, Fabbro F. Increases in the right dorsolateral prefrontal cortex and decreases the rostral prefrontal cortex activation after-8 weeks of focused attention based mindfulness meditation[J]. Brain Cogn. 2016, 102:46‐54.

[12] Zeidan F, Emerson NM, Farris SR, et al. Mindfulness Meditation-Based Pain Relief Em-

ploys Different Neural Mechanisms Than Placebo and Sham Mindfulness Meditation-Induced Analgesia[J]. J Neurosci. 2015, 35(46):15307 - 15325.

[13] Holzel BK, Carmody J, Vangel M, et al. Mindfulness practice leads to increases in regional brain gray matter density[J]. Psychiatry Res. 2011, 191(1):36 - 43.

[14] Young KS, van der Velden AM, Graske MG, et al. The impact of mindfulness-based interventions on brain activity: A systematic review of functional magnetic resonance imaging studies[J]. Neurosci Biobehav Rev. 2018, 84:424 - 433.

[15] Hofmann SG, AF Gomez. Mindfulness-Based Interventions for Anxiety and Depression[J]. Psychiatr Clin North Am. 2017, 40(4):739 - 749.

[16] Chambers SK, Smith DP, Berry M, et al. A randomised controlled trial of a mindfulness intervention for men with advanced prostate cancer[J]. BMC Cancer. 2013, 13:89.

[17] 李田田, 刘斯漫, 常碧如等. 正念禅修对焦虑抑郁情绪调节的研究现状[J]. 医学与哲学, 2015, 36(3B):80 - 82.

（张钰群 袁勇贵）

第五章

生物反馈在平衡心理治疗中的运用

随着社会竞争的加剧、生活节奏的加快,人们心身疾病和精神障碍的发病率日渐攀升,其程度也愈发严重,受到了人们越来越多的关注。为了预防、缓解和解决人们的心理问题,心理治疗日益受到了人们的重视。生物反馈疗法是近年来才发展起来的行为疗法,已被广泛应用于心身疾病的临床治疗。

在对心身问题进行干预的众多疗法中,生物反馈疗法无损无痛无副作用,安全有效,且可以充分调动患者在治疗中的主动性,减少复发率,颇受患者欢迎。

随着社会竞争的加剧、生活节奏的加快,人们心身疾病和精神障碍的发病率日渐攀升,其程度也愈发严重,受到了人们越来越多的关注。为了预防、缓解和解决人们的心理问题,心理治疗日益受到了人们的重视。生物反馈疗法是近年来才发展起来的行为疗法,已被广泛应用于心身疾病的临床治疗。在对心身问题进行干预的众多疗法中,生物反馈疗法无损无痛无副作用,安全有效,且可以充分调动患者在治疗中的主动性,减少复发率,颇受患者欢迎。本章着重论述生物反馈的作用机制和放松训练法,以及生物反馈在平衡心理治疗中的应用。

 # 放松训练

(一) 什么是放松训练

随着生物—心理—社会医学模式的建立,应激与疾病的关系也受到人们越来越多的重视。个体在刺激情境下会产生紧张感,从而引起情绪变化,并伴随出现一些生理症状。最初对刺激的心理生理反应是非条件性的,一旦刺激多次重复出现,这种心理生理反应就会不断被强化,形成条件反射的病态模式。人体的内稳态失衡,从而产生各种疾病。为了预防心理社会因素导致的心身疾病,个体要有意识地增强认知、情绪、生理等各方面的控制能力。而放松训练即为一种提高自我控制能力的有效手段。放松训练可以理解为在安静环境下,练习者控制身体和精神由紧张状态朝向松弛状态的过程。经反复练习,达到自主控制自身的心理生理活动,以降低机体唤醒水平。这是一种自我调整的方法,可以归类于心理(行为)疗法的一种。

放松训练用于疾病的治疗由来已久,目前已有数十种不同形式的放松训练法。比如我国的气功疗法、印度的瑜伽术、日本的坐禅、近代德国的自生训练以及美国的渐进性放松训练等,不同文化背景下发展出形式多样、具有本土色彩的自我控制训练法,以达到放松目的[1]。经实践检验,形式多样的放松训练法不仅可以用于焦虑症、神经紧张的治疗,而且在改善应激有关的各类疾病中也有显著疗效。

放松训练可以理解为在安静环境下,练习者控制身体和精神由紧张状态朝向松弛状态的过程。

（二）放松训练的机制

在治疗应激有关的疾病中,放松训练法具有明显的效果。生理学、生物化学及心理学等现代科学研究表明,大脑皮层在高度放松的状态下,唤醒水平下降,常见交感神经功能下降,副交感神经功能上升,此时机体的耗能会下降,血氧饱和度增加,肌电水平降低。这些生理反应都表明了有机体在放松的状态下,神经、内分泌及植物神经系统功能会在各方面调节影响机体的功能,因此的确能影响疾病的转归并具有预防作用[1]。尽管个体对于特定外界刺激的反应模式是相对固定的,但也是通过学而习得的,即经过无数的条件反射和非条件反射训练强化而成。这就为放松训练创造了新思路:可以通过放松训练建立一种新的操作性条件反射,改变个体对紧张刺激的心理反应,形成一种新的行为反应模式,从而调整紊乱的系统活动,使其恢复到稳态。

（三）传统放松训练的不足

大量的实践证明,传统的放松训练方法确实可以使机体的心理、生理产生变化,对治疗与应激有关的疾病和改善身心状态有明显的效果。传统的放松训练主要是调整植物神经系统的功能,但这种效果的评估仅能依靠被训练者的主观感受,没有专门的工具来检测主观松弛感,缺乏客观的衡量指标,难以量化,因而无法确定个体的失调情况以及放松达到何种程度。例如我国的气功疗法,它要求训练者要做到心无杂念,内心平静安宁方能入境。但是什么是入境?入境的标准是什么?这些难以掌握。综合比较各种放松训练的方法,传统放松训练方法疗效的判断具有明显的主观性,判断依据主要取决于个体对自身紧张程度的感知,以及对放松效果的主观评价。近代科技的进步弥补了传统放松训练方法上述的缺陷,将放松训练与生物反馈技术巧妙地结合在一起,发展出一种新型的放松训练法——生物反馈放松训练法。

二　基于生物反馈的放松训练法

20世纪60年代Basmajian JV、Kamiya J等人正式提出了生物反馈研究。他们认为生物反馈是指运用电子仪器,通过视觉或听觉信号,揭示人体内部正常或异常活动的方法。后来生物反馈技术不断在临床上推广,并得到了广泛的应用,随之就有越来越多的人将生物反馈称为生物反馈疗法。Mc Grady A解释:生物反馈是通过电子仪器准确测定神经、肌肉以及自主神经系统的正常和异常活动状况,然后把这些信息有选择地放大成视觉和听觉信号,最后反馈给受试者,受试者通过这些可以观察到的具体信号,从而有意识地学习并调控内脏器官的活动。换言之,生物反馈就是通过电子仪器让受试者看到他们平时没有觉察到的生理和心理变化,从而可以有意识地加以控制。这充分反映了治疗观点的新转变,即旧的生物医学模式向生物—心理—社会模式过渡。与常规药物治疗不同,生物反馈治疗中,患者是整个治疗过程中的主动参与者,而不再仅仅是被动接受治疗。

生物反馈技术的应用为放松训练的效果检验提供了一个客观依据,将人体生理、心理变化的指标可视化,直观地监测发展过程。被训练者可以通过生物医学信号的图谱,了解到自身的生理功能变化,从而可以随时了解自己在不同的情绪状态下,呼吸、心率、血压、肌电、脑电等生理指标的变化。练习者通过这些客观具体的指标,就可以比较训练前后的数据差别,有了一个量化的结果,就能判断放松训练的效果,避免训练的盲目性。

生物反馈放松训练仪可以将微弱的生理信号放大,被训练者通过直观地观察生理值的动态变化,有意识地提高自我控制能力,达到低唤醒的状态;即时的信息反馈又会调动他们的积极性,树立自信心。研究表明生物反馈放松训练应用于紧张、焦虑、抑郁、不安等情境非常有效,可以帮助人们振作精神、镇定情绪。此外,在一定程度上还可以改善认知功能和个性特征。因此,有学者认为生物反馈放松训练法不应被看作是一种短暂的或快餐消费式的治疗方法,而最好被认为是个体对某种心理生

生物反馈就是通过电子仪器让受试者看到他们平时没有觉察到的生理和心理变化,从而可以有意识地加以控制。

生物反馈放松训练应用于紧张、焦虑、抑郁、不安等情境非常有效。

理过程进行长期自我调控的入门方法[2]。

三 生物反馈放松训练的方法

生物反馈技术的应运而生,使得各种放松训练方法的检验进入了实证性阶段,同时也使生物反馈放松训练在临床上得到广泛应用。目前放松训练的研究大多集中在心理生理学的指标上,包括脑电、肌电、皮电、皮温等生物指标,检测放松的生理反应,监控放松的过程与效果。

(一)脑电生物反馈

脑电生物反馈放松训练是通过测定不同频段的脑电波,从而反映大脑处于不同的身心状态。脑电活动的节律及振幅,与情绪、注意力等心理活动存在密切的关系,我们可以对这些特定的脑电活动进行训练,从而学会有意识地控制脑电活动。临床相关研究显示,急性抑郁症患者和既往患有抑郁症患者的左侧额区活动相对较低[2]。国外学者就通过脑电生物反馈激活左脑半球的活动,在某些患者中已取得了成功[3]。

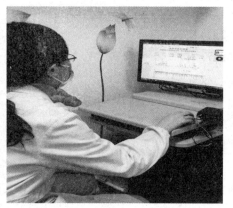

治疗师操作渐进式放松训练界面

(二)肌电生物反馈

肌电生物反馈是通过身体表层肌电电压的测量,再将其放大处理,以可视化声或光的方式传递给患者,患者接收反馈信息后调控肌肉活动,从而实现肌肉放松或增强的一种反馈方式。可以应用于紧张焦虑、烦躁不安、高血压、心跳过速、心律不齐等症状的康复治疗。

(三)心率生物反馈

心率生物反馈是通过训练逐步建立操作性条件反射,从而使患者在一定程度上达到随意调节心率快慢的效果。通过声音和屏幕图像的反馈,患者可以进行自我矫正,达到放松状态。

四　生物反馈放松训练的适应证

(一) 生物反馈放松训练在临床医学的应用

1. 抑郁症

生物反馈技术在心理治疗的应用,主要集中在焦虑和抑郁症的预防和治疗上。有研究证实生物反馈放松训练对治疗抑郁症的效果良好,明显优于单纯的药物治疗[4],能够有效改善个体的心理问题。如 Karavidas 及 Zucker 等发现,生物反馈放松训练能有效改善个体的抑郁状况,治疗个体创伤后应激障碍[5][6]。有国内学者对抑郁症患者进行为期两个月的放松训练,治疗后 HAMD 评分与对照组存在显著差异,说明生物反馈放松训练对抑郁的干预是有效的,能够帮助抑郁症患者缓解紧张,促进康复。

> 生物反馈技术在心理治疗的应用,主要集中在焦虑和抑郁症的预防和治疗上。

2. 焦虑症

生物反馈放松训练在焦虑症的治疗上,主要是训练降低唤醒水平。在对焦虑症的研究中发现,焦虑症患者会出现肌肉紧张、植物神经功能异常,并且肌肉紧张与焦虑的消长是平行的[7]。研究发现,生物反馈放松训练对焦虑症患者的躯体化症状有显著的疗效。通过肌电和脑电反馈,患者可以根据仪器指令减轻肌肉的紧张度和精神紧张,从而恢复到正常的生理和心理状态。当人的躯体处在一种高度放松的状态时,就会出现一种高波幅的 α 脑电波。基于这一生理基础,脑电反馈的目的之一就是提高焦虑症患者的 α 脑电波活动。通过这些脑电的反馈信息,患者可以直接了解到治疗的效果,树立对治疗的信心与自信心,从而进一步改善患者的生理和心理状态。生物反馈训练同样也适用于团体治疗,赵娅娅等在应用团体生物反馈治疗大学生社交焦虑时,阐明团体生物反馈训练可以有效降低大学生社交焦虑水平,提高社交焦虑大学生情绪的稳定性,减少躯体症状的不适感[8]。

（二）生物反馈放松训练在康复医学的应用

1. 高血压

生物反馈放松训练对控制血压有很大作用。

生物反馈放松训练适用于所有因过度紧张而导致的心身疾病。生物反馈放松训练对控制血压有很大作用。Nakao 在对 68 例原发性高血压患者的生物反馈放松训练研究中发现,在进行 4 周的生物反馈放松训练后,高血压患者平均降压 14/10 mmHg[9]。结果表明生物反馈放松训练对原发性高血压患者的近期降压有效[9]。对高血压患者施行生物反馈放松训练时,要求患者静坐或静卧于安静的房间,听医生讲解生物反馈放松训练的机制以及生物反馈仪器屏幕变化的意义。固定好传感器后,患者收紧或放松肌肉,观察肌肉紧张度改变时的反馈信息;而后播放指导语进行放松训练,患者要时刻关注生物反馈仪上的反馈信号,自下而上逐步使全身肌肉放松,使血压得到不同程度的降低。当血压超过正常范围较高水平时,生物反馈放松训练的降压效果明显,一次可使收缩期血压降低 5～20 mmHg。因此生物反馈放松训练有降压、巩固疗效的作用。

2. 紧张型头痛

慢性紧张型头痛有很大一部分原因与较大的心理压力有关。国内研究者对 56 例紧张型头痛患者进行生物反馈放松训练,4 周后发现近一半的患者疼痛消失,近期有效率达 89.5%。

（三）生物反馈放松训练在健康人群的应用

放松训练也同样适用于健康人群。

放松是一种生活哲学,是人们松弛身心、保持心身平衡,提高工作、生活效率的追求。生物反馈放松训练也同样适用于健康人群,帮助缓解常见的紧张、恐惧、焦虑等情绪。健康人群在经过多次有意识的训练后,形成了一套稳定的习得行为方式,当个体领会到这种境界后,放松就成了他们习惯性的行为方式,一旦出现紧张、恐惧等情绪,就自觉地将生理活动置于意识掌握之下,提供更好的适应性。

五 生物反馈与平衡心理治疗的对接

平衡心理治疗是一种建立在东方哲学体系上的本土化心理

治疗模式,以儒道医等为背景,整合了中国传统文化中的中庸思想以及中国传统医学中的心身互动理论,从心身灵三个方面全面入手,三者的相互作用,促进人的全面健康。

在平衡心理治疗理论体系中,从病因学角度来看,从宏观到微观,将平衡分为四个层次,其中第二层次的平衡是身心灵的平衡。身,指躯体;心,指心理,主要指情绪;灵,主要指精神和灵性状态。平衡心理治疗强调无论是身体还是心理出现问题,都是心理、生理、社会文化共同作用的结果,心身是合一的。平衡心理治疗在心身互动理论的基础上,提出个体要合理调控自己的身体,通过常用的身体调节技术,如呼吸、放松、正念、冥想等等,形成健康的生活方式。而生物反馈放松训练法在平衡心理治疗中发挥着重要的作用,在放松治疗的状态下,生物反馈仪器可以精细地测量生理功能,并且动态地显示身心变化,提供一系列生理活动的具体参数信息。有了这样一种客观的标准,患者就可以了解自身的身体状态,从而寻求放松的策略,获得身与心的放松与平衡。生物反馈放松训练法可以减轻焦虑和紧张的主观感受,增强自我调节情绪的能力,这与平衡心理治疗所主张的心身合一是一致的。

> 生物反馈放松训练法可以减轻焦虑和紧张的主观感受,增强自我调节情绪的能力,这与平衡心理治疗所主张的心身合一是一致的。

通过反复多次的生物反馈放松训练,增强了个体感知内部信息的敏感性,个体可以有计划地进行自我调节,自主地进行放松练习。一定疗程后,能力内化,此时就可以不再使用生物反馈的仪器,通过自我调整也可以达到良好的放松效果。因此生物反馈仪只是一个信息媒介、一个学习放松的工具,可以协助实现维护机体的稳态平衡。

综上所述,生物反馈放松训练不仅可以应用于临床,更应该发展为个体在日常生活中进行自我调控的手段。个体通过了解自己的身体,有意识地调控机体活动,从而使自己保持轻松愉悦的心情,通过这种体验式的练习,促进使用者心身灵的平衡发展,实现全面健康的目的。

参考文献

[1] 程建辉.基于生物反馈的放松技能训练仪的研制[D].石家庄:河北大学,2004.

[2] 刘知源,周小东.生物反馈在精神医学中的应用进展[J].临床心身疾病杂志,2005(04):378-380.

[3] Baehr E, Rosenfeld JP, Baehr R. The clinical use ofan alpha asymmetry protocol in the neurofeedback treatment of depression: Two case studies [J]. J Neurotherapy, 1997, 2 (03):10.

[4] 李玉霞. 放松训练对抑郁症患者心算的皮电、心率及心率变异性的影响[D]. 石家庄:河北师范大学,2006.

[5] Karavidas MK, Lehrer PM, Vaschillo E, et al. Preliminary results of an open label study of heart rate variability biofeedback for the treatment of major depression[J]. Appl Psychophysiol Biofeedback, 2007(32):19 - 30.

[6] Zucker TL, Samuelson KW, Muench F, et al. The effects of respiratory sinus arrhythmia biofeedback on heart rate variability and posttraumatic stress disorder symptoms: A pilot study[J]. Appl Psychophysiol Biofeedback, 2009(34):135 - 143.

[7] 谢琴红. 广泛性焦虑的生物反馈辅助治疗疗效及其与人格特征的相关研究[D]. 重庆:西南大学,2011.

[8] 赵娅娅. 团体生物反馈训练对大学生社交焦虑的干预研究[D]. 信阳:信阳师范学院,2016.

[9] 杨菊贤,杜勤. 生物反馈治疗及其临床应用[J]. 中国全科医学,2003(12):1049 - 1052.

（张满燕　袁勇贵）

第六章

催眠治疗在平衡心理治疗中的运用

　　催眠治疗指催眠者对被催眠者使用言语性指令，引导其进入催眠的状态，从而完成心理诊断、咨询或治疗等。

　　暗示是催眠现象的产生机制及关键。暗示唤醒被催眠者在心底潜藏而为意识所遗忘的信息，寻找心理障碍或问题的肇因。暗示将其解放出来，从而解决问题。

BPT 的平衡层次理论与潜意识

平衡心理治疗(Balancing Psychotherapy，BPT)是建立在东方哲学体系上的，整合了精神分析、认知疗法、行为疗法、叙事心理治疗以及积极心理学等多种心理治疗流派的治疗取向。在 BPT 的理论体系中，心身障碍产生的根源在于个体潜意识中的矛盾冲突，当这种矛盾冲突积聚到一定程度后就会突破原来的平衡状态，表现出各种各样的症状来，如抑郁、焦虑、躯体化等，使得个体更痛苦[1]。而烦恼正是个体潜意识中的矛盾冲突的具体表现。

在 BPT 理论体系中，从病因学角度来看，从宏观到微观，平衡可分为四个层次，其中，第二层次的平衡是身心灵的平衡。身指躯体；心指心理，主要指情绪(潜意识)；灵主要指精神和灵性状态(系统)，如对生命意义价值的思考，以及人的生死观、苦乐观等。完整的人生包括身、心、灵三个部分，而灵是身、心的统和力量。

催眠是目前关于身心灵修养的主要方式之一，其他方法还包括瑜伽、气功、中医养生等方面[2]。

 催眠治疗的理论基础与分类

一般认为，催眠(Hypnosis)是一种意识改变状态[3]，即使在日常生活中也可体验。就像 Weifzenhofer 所指出，催眠的经典暗示效果体现在无意识中，这接近于催眠的本质内涵[4]。催眠师通过传递给被催眠者一些形象式的意像暗示来调动被试的意像[5]；催眠指令暗示则是意像暗示的延伸。美国催眠协会对典型催眠的定义指出：催眠及催眠性诱导构成整个催眠过程。催眠治疗指催眠者对被催眠者使用言语性指令，引导其进入催眠的状态，从而完成心理诊断、咨询或治疗等。暗示是催眠现象的产生机制及关键[6]。暗示唤醒被催眠者在心底潜藏而为意识所遗忘的信息，寻找心理障碍或问题的肇因。暗示将其解放出来，从而解决问题。

催眠师先营造安宁的环境，在受保护空间内，让被催眠者闭上眼睛，保持舒适的姿势，然后引导进入催眠进程，以减轻其紧

暗示唤醒被催眠者在心底潜藏而为意识所遗忘的信息，寻找心理障碍或问题的肇因。

张、焦虑等情绪,舒缓心理障碍或进行自我探索。

催眠治疗有以下几种分类方式:

（1）按实施主体,可分为:

① 自我催眠,即自己为自己进行催眠的方法。

② 他人催眠,即由催眠师负责实行的催眠方法。

（2）按暗示传递的媒介,可分为:

① 言语催眠,即运用语言进行暗示的催眠方法。

② 操作催眠,即非言语性的催眠方法,它是运用行为、动作、音乐或电流等作为暗示性刺激,达到催眠状态的方法。

（3）按接受暗示的意识形态,可分为:

① 觉醒时的催眠,即在意识清醒时进行暗示性催眠的方法。

② 潜意识主导下的催眠,即在进入潜意识状态下进行催眠的方法。

潜意识主导下的催眠,即在进入潜意识状态下进行催眠的方法。

（4）按实施双方配合情况,可分为:

① 合作性催眠,即对自愿或合作者进行催眠的方法。

② 反抗性催眠,即对不合作者进行催眠的方法。

（5）按暗示传递的距离,可分为:

① 近体催眠,即面对面地对受术者进行催眠的方法。

② 远距离催眠,即施术者与受术者不在同一地点的情况下进行催眠的方法(如电话催眠、书信催眠和遥控催眠等)。

（6）按客观因素,可分为:

① 自然催眠,即受客观自然条件的影响产生的自然的催眠现象,如汽车驾驶员出现的公路催眠等。

② 人工催眠,即由施术者来进行催眠的方法。

（7）按同一时间接受催眠的人数,可分为:

① 个别催眠,即施术者对单一受术者进行催眠的方法。

② 集体催眠,即施术者对一个群体同时进行催眠。

三　催眠治疗的步骤

（一）易感性测验

个体的催眠易感性存在差异。虽然催眠者认为催眠流程和

个体的催眠易感性存在差异。

指导语应当是标准的,但不同被试对相同催眠指导语却存在反应差异。此种差异反应性基于人格特质而相对稳定。暗示易感性测试可分为标准化和非标准化的测试方法。其中标准化测试方法可使用"史丹佛催眠易感性量表"等评估工具。非标准化易感性测试方法则包括:躯体摇动法、手臂悬浮法、合手测验、钟摆测试、嗅觉测验、手指勾扣法等。催眠师会首先通过会谈与来访者建立良好关系,收集相关信息,以判断来访者的问题是否适合使用催眠治疗,接着再对该来访者的催眠易感性进行测试。

(二)导入

在了解被催眠者的催眠易感性后,按标准催眠指导语来引导被催眠者,使其进入催眠状态。催眠导入是催眠师通过与被催眠者之间语言或非语言的,简单或复杂的交流,引导被催眠者的意识改变。有研究表明,催眠所能进入的程度与催眠师的导入能力关系并不大。所谓指令实际是催眠师为了达到某种效果,要求被催眠者重复强调的字句。催眠师通过对被催眠者进行"放松训练",使其身心放松,意识变窄,反应变慢,想象力变得更加丰富。导入技术有许多种,催眠师通常语气和缓,重复地暗示被催眠者,让其感到安全、放松、愉快、舒适,逐渐出现眼皮变沉、身体变重、双臂无力等感受。

> 有研究表明,催眠所能进入的程度与催眠师的导入能力关系并不大。
>
> 催眠后使其身心放松,意识变窄,反应变慢,想象力变得更加丰富。

(三)催眠的程度

1. 根据催眠中所产生的现象测定

一般以催眠中所产生的现象作为测定催眠程度的标准,可分为三期。

① 第一期:运动支配期。这期可分为由普通精神状态向催眠状态过渡时期和支配肌肉运动的时期,后者可产生肌肉僵直状态。此时面部肌肉绷紧,表情呆板,闭上的眼睛多半可见眼皮跳动。

② 第二期:知觉支配期。通常首先是触觉受到支配,引起触觉过敏、消失或产生错误等;其次是味觉、嗅觉受到支配;最后是视觉、听觉受到支配。不过,这个顺序也是因人而异的,也有人尽管会引起幻视,但并不会引起味觉错误。

③ 第三期：记忆支配期。此期能引起记忆丧失及年龄变换，最深的催眠状态能引起人格变换。但达到这种状态的人不多，经统计大约仅 20% 的人能达到这种状态。

2. 根据受术者催眠状态判断

目前大多数学者把催眠状态分为浅、中、深三个级别，具体划分如下：

① 浅度：眼微闭，意识清晰度下降，呈嗜睡样，肌肉微松弛，感到疲劳无力，保持着认识和判断能力。如给予白开水喝时，虽施术者暗示是糖水，被试者能辨别；用同方法给予无味的液体闻时，嗅觉保持正确辨认力。因此，在浅催眠状态下，施术者的暗示应恰如其分，否则会遭到受术者的抵抗。醒后，对于催眠状态中的暗示内容及周围情况的变化能回忆，甚至认为根本未睡，只是感到迷迷糊糊、疲乏无力、不想动。无论怎样，受术者醒后会感到轻松。

② 中度：意识呈恍惚状态，意识范围缩小，在催眠下肌肉明显松弛，不能抬脚举臂，对于相似或近似事物辨别能力减退，而对有鲜明差异的事物能识别。如给予白开水吃时，暗示是糖水，则会感到是甘甜的糖水；将圆珠笔暗示成钢笔时，则能接受是钢笔的暗示，而不会接受是剪刀的暗示。

③ 深度：这时意识范围明显缩小，只能与施术者保持联系，对外周其他刺激毫无知觉，面部表情呆滞，绝对服从施术者的指令，有明显的倾顺现象，丧失分辨能力。在暗示下针刺无疼痛的感觉，能毫无顾虑地陈述心中的隐秘，甚至埋藏已久而被"遗忘"的事也能回忆起来。

（四）催眠的实施

催眠师通过指导言语引导被催眠者进入想象情境，搜寻与心理或情绪问题相关的记忆，随之暴露、宣泄或去除情绪。通常催眠师使用预设的、具有针对性的指令，以温暖、关切、坚决、果断的语气暗示被催眠者，引导被催眠者进入催眠状态，帮助其解决或缓解相应的情绪问题或心理障碍。如："此时，你会感觉到非常开心，非常愉快。"经催眠师引导，被催眠者加深了对内在自我的观察，再通过设置"后催眠暗示"，维持催眠效果。

催眠师通过指导言语引导被催眠者进入想象情境，搜寻与心理或情绪问题相关的记忆，随之暴露、宣泄或去除情绪。

（五）催眠的唤醒

催眠结束后，需要将被催眠者恢复到清醒状态。此时首先将所有之前过程中下的催眠指令逐一解除，使被催眠者逐渐苏醒，恢复良好状态。唤醒后，被催眠者即回到当下。催眠师可针对具体问题，对被催眠者在催眠状态下的表现进行再次解读和分析，并对其进行指导，或与被催眠者就该问题进行探讨。最后安排下阶段的工作，并布置家庭作业。

四　催眠治疗在平衡心理治疗中的结合应用

催眠治疗是心理治疗的一门重要技术，应用于平衡心理治疗可以有效地解除对方的疑惧、戒备和羞耻感。许多处于前意识或潜意识中的记忆在被催眠者进入深度催眠状态时，便重新浮现脑际，帮助解开心灵中的困扰。通过找出心理症结的象征意像，用催眠分析错误的思绪，分析问题的缘起，再配合正确的应对方法[7]。具体而言，催眠治疗在平衡心理治疗中的切入点如下：

催眠治疗是心理治疗的一门重要技术，应用于平衡心理治疗可以有效地解除对方的疑惧、戒备和羞耻感。

（一）建立良好咨访关系

在心理咨询中，良好咨访关系的建立至关重要，甚至是起到了决定性作用。被催眠者在催眠过程中对催眠师的高度信赖，提高了咨访关系。根据 BPT 平衡层次理论，第一层次的平衡是指个人—家庭—社会的平衡，催眠治疗可促进催眠师与来访者的关系，甚至进一步改善其家庭关系、人际关系乃至社会关系的平衡。

（二）走进潜意识

弗洛伊德的冰山理论认为，人的心理意识绝大部分是潜藏在水面之下的冰山，只有部分浮出水面。多数问题的原因深藏于无意识，比如被压抑的欲望、冲突，或是被遗忘的往事。这些潜意识层面的失平衡正是心理问题的来源。"我知道这样做不对，但就是无法控制自己！"这个"无法控制的自己"就是潜意识。

一个人只有与潜意识建立良好沟通,实现统一,他的身心才能得到平衡,获得有益发展。而催眠,就是找到那个"潜意识自我"的特殊途径。在催眠状态下,催眠师可以与被催眠者的潜意识直接对话,提供积极的暗示,帮助其恢复平衡状态[8]。催眠师通过暗示,将新的认知范式整合入被催眠者的内在心灵结构,其作用积极且长久。根据社会认知理论,催眠的实施是被催眠者对催眠的态度、信念和期待在内的社会认知因素的交互作用的结果,潜意识的动机对催眠师和其暗示作出反应[9]。催眠状态下,被催眠

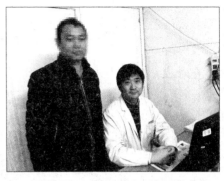

牟晓冬医师和接受催眠治疗的戒酒患者

者把注意力全部集中于治疗本身,注意力更加集中[10]。根据BPT 平衡层次理论,第二层次的平衡是指身心灵的平衡,尤其是代表"心"的潜意识中情绪的平衡。催眠治疗可促进潜意识与身心的平衡,从而改善症状。

总之,催眠治疗通过让来访者进入催眠状态来达到深度的觉察和放松,加深对自我的探索,从另一角度认识周围环境。以抑郁症来访者为例,BPT 中应用催眠够很好地改善其抑郁和焦虑情绪,从潜意识层面改变原先不合理的认知,重新回归第二层次的平衡,即身心灵的平衡,同时也回归第一层次的平衡,即个人—家庭—社会的平衡,从而实现治愈作用。

五　催眠治疗的适应证与禁忌证

(一)适应证

催眠治疗适用于神经症及某些心身疾病,包括:

(1)神经症。这是催眠治疗最为适应的病症,包括神经衰弱、焦虑性神经症、抑郁性神经症、癔症、强迫性神经症、恐怖性神经症等。

(2)心身疾病。催眠治疗不但能消除致病的心理因素,还能使机体病损康复。

(3)儿童行为障碍。包括咬指甲、拔头发、遗尿、口吃等儿童不良行为,儿童退缩行为,儿童多动症,儿童品德问题等。

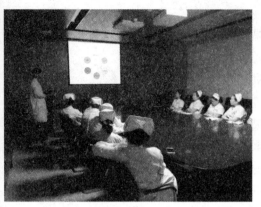

牟晓冬医师做团体催眠辅导

（4）其他适应证。如戒酒、戒烟、术后镇痛、无痛分娩、减轻癌和关节炎疼痛，改善机体抵抗力等。

（二）禁忌证

禁忌证主要包括以下几个方面：

（1）精神分裂症或其他重性精神病。

（2）患脑器质性精神疾病伴有意识障碍的病人。

（3）对催眠有严重的恐惧心理，或持怀疑态度者。

参考文献

[1] 葛楚英.平衡：人类生存之路[M].武汉：湖北人民出版社，2006.

[2] 傅佩荣.心灵导师：身心灵整合之道[M].上海：上海三联书店，2009.

[3] U. Prudlo, B. Trenkle, D. Revenstorf 等.催眠治疗与催眠现象[J].德国医学，1998，4：203-206.

[4] 吴明霞.催眠理论探新[J].心理科学，2000，37(3)：373-374.

[5] 王慧良，张庆林.催眠与记忆[J].中国临床康复杂志，2006，10(18)：158-160.

[6] 李树宏.心理咨询中催眠疗法的用途及实施步骤[J].校园心理杂志，2012，12(10)：406-408.

[7] 贺清亮，冯玉田.催眠疗法治愈6例恐怖症[J].健康心理学杂志，1999，7(1)：109-110.

[8] 童萍，吴承红.催眠易化心理咨询的机制初探[J].中国社会医学杂志，2010，27(3)：157-158.

[9] Spanos NP. A sociocognitive approach to hypnosis[M]. New York：Guilford Press，1991.

[10] 刘玲爽.催眠诱导与暗示在催眠中的作用[D].重庆：西南大学，2010.

（牟晓冬　袁勇贵）

第七章

音乐治疗在平衡
心理治疗中的运用

　　音乐可以深入人心,在中医心理学中,音乐可以感染、调理情绪,进而影响身体,在聆听中让曲调、情志、脏气共鸣互动,达到动荡血脉、通畅精神和心脉的作用。不同的音乐可以使人产生不同的情绪反应(怒、喜、思、悲、恐)和不同的生理反应(呼吸、心率、血压、脑电波、皮肤电位反应等)。当音乐振动与人体内的生理振动(心率、呼吸、血压、脉搏等)相吻合时,就会产生生理共振、共鸣。

　　平衡音乐疗法便是利用中国古典音乐艺术以调节情绪,把音乐与人体的脏腑、情志系统地平衡起来,促进心身健康的方法。

音乐可以深入人心，在中医心理学中，音乐可以感染、调理情绪，进而影响身体，在聆听中让曲调、情志、脏气共鸣互动，达到动荡血脉、通畅精神和心脉的作用。不同的音乐可以使人产生不同的情绪反应（怒、喜、思、悲、恐）和不同的生理反应（呼吸、心率、血压、脑电波、皮肤电位反应等）。当音乐振动与人体内的生理振动（心率、呼吸、血压、脉搏等）相吻合时，就会产生生理共振、共鸣。

早在数千年前，由中国古代汉字"樂"（乐）派生出"藥"（药）字，就表明我们祖先"以乐为医"的思想，已经认识到了"音乐"和"医药"的关系。中国古典音乐曲调柔和，旋律优美，不仅是听觉的艺术，还是"多觉"最终归于"心觉"的艺术，能使人忘却烦恼，心胸舒畅，"六根归心，九识无碍"，进入"天人合一"、"梵我一体"的生命体悟境界，而后"一曲终了，病退人安"。平衡音乐疗法便是利用中国古典音乐艺术以调节情绪，把音乐与人体的脏腑、情志系统地平衡起来，促进心身健康的方法。

一 平衡音乐疗法的理论基础

平衡音乐疗法（Balancing Music Therapy，BMT）是平衡心理治疗在临床应用中的分支，是一种具有中国特色的音乐治疗方法。平衡音乐疗法建立在中国医之始祖《黄帝内经》之"五音疗疾"的基础上，将五音与五行、五脏、五志等系统对应、协同整合起来，用以通畅精神、养生防疾，达到一种循环往复、平衡制约的身心健康状态。

（一）五音疗疾理论

"五音"是中国古代的五声音节，通常称"宫、商、角、徵、羽"，对应现代简谱分别为"1、2、3、5、6"。

《黄帝内经·素问·五脏生成篇》第十篇中提出"五脏相音"思想，认为人的肝、心、脾、肺、肾分别对应角、徵、宫、商、羽五音。《素问·天元纪大论》有云："人有五脏化五气，以生喜怒悲忧恐"。《素问·举痛论》中又谈到"百病生于气"，五脏化五气而生五志，怒则气上，喜则气缓，悲则气消，恐则气下，思则气结，情志

平衡音乐疗法将五音与五行、五脏、五志等系统对应、协同整合起来，用以通畅精神、养生防疾，达到一种循环往复、平衡制约的身心健康状态。

不畅,气机不调,故而生百病。《灵枢·五音五味》篇中详细地记载了五音与五行、五脏之间的联系:宫音雄伟,具"土"之承载特性,可入脾;商音肃穆,具"金"之从革特性,可入肺;角音平和,具"木"之生发特性,可入肝;徵音明朗,具"火"之炎上特性,可入心;羽音柔和,具"水"之润下特性,可入肾。《金峨山房医话》中有载:"宫音悠扬谐和,助脾健胃,旺盛食欲;商音铿锵肃劲,善制躁怒,使人安宁;角音条畅平和,善消忧郁,助人入眠;徵音抑扬咏越,通调血脉,抖擞精神,羽音柔和透彻,引

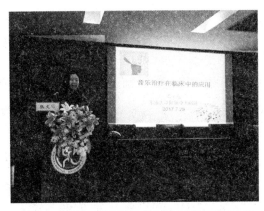

张文瑄治疗师在国家级继续教育项目中讲授音乐治疗

人遐想,启迪心灵。"《素问·四气调神大论》描述这种系统化的相互平衡甚至可以达到"治未病"的作用。上述古书记载最终被归纳为"百病生于气而止于音"的"五音疗疾"理论。

五行	五脏	五志	五音	简谱	乐象	疗疾
木	肝	怒	角	3	条畅平和	疏肝理气
火	心	喜	徵	5	抑扬咏越	通调血脉
土	脾	思	宫	1	悠扬谐和	助脾健运
金	肺	悲	商	2	铿锵肃劲	舒达气机
水	肾	恐	羽	6	柔和透彻	精进固肾

以上关系中,由任何一端牵动,都可以牵制其他要素,相互制衡。平衡音乐疗法便是以"五音"为核心建立起的一套"疗疾"方法,包含如下五个观念:

1. 肝在志为怒,怒则气上,在音为角,以下相克。

角与肝相通,肝在志为怒,解郁制怒;怒则气上,过分的怒火会使得血气上行入肝,还可导致肝阳上亢、肝火上炎。角音圆长通澈,廉直温恭,角调入肝,闻角音,使人恻隐而爱人,气息向下,从而达到舒肝理气的目的。

2. 心在志为喜,喜则气缓,在音为徵,以速相克。

喜则气缓,包括缓和紧张情绪和心气涣散两个方面。喜过度,可使心气涣散,神不守舍,出现注意力不集中、心不在焉等表现。徵音婉愉流利,雅而柔顺,徵调入心,闻徵音,使人气息畅快,乐善而好施,通流精神以正心。

3. 脾在志为思,思则气结,在音为宫,以缓相克。

思虑劳神过度,气结于中,脾不升清,则水谷不能运化,气血生化无源,伤神损脾,可出现神疲乏力、不思饮食、脘腹胀闷等症。宫音和平雄厚,庄重宽宏,宫调入脾,闻宫音,使人气息舒达而和缓,安定情绪,促进消化系统,滋补气血,旺盛食欲,助脾健运。

4. 肺在志为悲,悲则气消,在音为商,以聚相克。

过度忧悲,情绪抑郁,意志消沉,继而耗伤肺气,可出现气消声低、倦怠乏力、精神萎靡不振等症。商音铿锵肃劲,集结气息,商调入肺,闻商音,使人气机舒达,感心清肺,方正而好义。

5. 肾在志为恐,恐则气下,在音为羽,以稳舒静。

大惊卒恐,气机下陷,血亦下行,可见面色苍白,头昏乏力等症;肾气不固,可出现二便失禁,遗精滑泄等症。羽音柔和透彻,高洁澄净,羽调入肾,闻羽音,使人气机平稳,滋润温煦,整齐而好礼,精进固肾,肾精气充足而脏腑强健,胆气豪壮。

平衡音乐疗法建立在五音疗疾的基础上,通过系统的五音治疗调节脏腑气机,使人心情愉快,气血平和,起到宣解郁气、畅达血脉、调理身心的作用。

（二）五音疗疾是一种系统平衡的治疗观

《黄帝内经》以五音来表达一种治疗疾病的思想,其含义并不仅仅是一个音调治疗一种疾病这样单纯的——对应的疗疾思想,而是建立在阴阳五行学说基础上的一种协同整合、系统平衡的思想。阴阳五行学说是中国古代唯物哲学朴素的自发的辩证法思想,它认为世界是在阴阳两气作用的推动下孪生、发展和变化;并认为木、火、土、金、水五种最基本的条件是构成世界不可缺少的属性。这五种特性相互滋生、相互制约,处于不断的运动变化之中。

阴阳五行学说体现了宇宙物质运动变化过程中的对立统一法则。《周易·系辞》说:"一阴一阳之谓道",老子云:"道生一,一生二,二生三,三生万物。"《易传·系辞上传》说:"易有太极,是生两仪,两仪生四象,四象生八卦。"两仪即为阴阳,指一切物

左侧栏：
平衡音乐疗法建立在五音疗疾的基础上,通过系统的五音治疗调节脏腑气机,使人心情愉快,气血平和,起到宣解郁气、畅达血脉、调理身心的作用。

质都有阴阳两种属性。阳的基本特征是运动的、外向的、上升的、明亮的;阴则相对静止的、内收的、下降的、晦暗的。阴阳两性不同,体现出事物的对立性。《黄帝内经·素问·金匮真言论》中认为,不仅阳中有阴,阴中有阳,而且阴中有阴,阳中有阳;这又体现出一种统一性。在本质上,阴阳观即一分为二的辩证观。

五行(木、火、土、金、水)则是对宇宙万物属性的一种总括性认识。阴阳五行相生相克,循环无止境,代表了宇宙万物恒久运动变化规律的一种平衡的模式,也是对立统一思想的体现。五行相生:木生火、火生土、土生金、金生水、水又生木。任何一行都具有"生我"和"我生"两方面的关系,顺次滋生,循环不已。五行相克:木克土、土克水、水克火、火克金、金又克木。五行的相克与五行相生一样,任何一行都具有"我克"和"克我"两方面的关系,循环不已。五行的相生与相克对立统一,生中有克,克中有生,相反相成,运行不息,达到平衡制约的状态。

中国古代哲人基于阴阳五行形成了"阴阳交感,天人合一"的观点,其核心即为一种协同整合思想:阴中有阳,阳中有阴,是为阴阳交感;人体五脏、五志、六腑作为一个小系统,与外在自然环境的大系统保持着一种平衡协调的关系,是为天人合一。五行与五音、五脏等基于阴阳五行的共通属性而形成一种协同整合关系。五音(角、徵、宫、商、羽)对应五行(木、火、土、金、水),五行又对应五脏(肝、心、脾、肺、肾)。这种五行属性上的一致性,不仅处于一一对应的关系状态,还处于相生相克、协同整合的关系状态。平衡音乐疗法便是通过五音与五行、脏腑气机的协同整合,达到阴阳平衡、天人合一的身心健康状态。

中国古代哲人基于阴阳五行形成了"阴阳交感,天人合一"的观点,其核心即为一种协同整合思想。

二 平衡音乐疗法的实际操作

平衡音乐疗法的形式分为个体治疗和团体治疗两种。治疗师根据治疗的目的、病人的生理心理情况和治疗的环境条件,选择不同的治疗形式。个体治疗指的是治疗师与病人完成一对一的平衡音乐治疗。团体治疗指的是治疗师创造一个安全的支持系统,帮助患者在一个 8~12 人左右的团体音乐活动中与其他成员形成良好互动的治疗关系,团体成员相互影响,在共情、理解、信任和支持的基础上达到治疗效果。在平衡音乐疗法的实际操作中,个体音乐治疗与团体音乐治疗常会交叉进行。本文以团体平衡音乐治疗一个疗程(4次,每周一次,每次约50分钟)为例,介绍平衡音乐疗法的实际操作。

(一)一见如故

一见如故。

第一次会晤,团体成员围坐在一起,在音乐治疗师的引导下,团体成员自我介绍,认识与了解彼此。治疗师简单介绍平衡音乐疗法的定义、理论基础、治疗方案等,建立良好的治疗关系。治疗师根据团体性质选择一首有针对性的中国经典乐曲进行现场演奏和/或演唱。

团体成员在欣赏完这首乐曲后,结合音乐以及歌词带给自己的感受进行讨论。分享音乐体验能帮助他们准确地认识和了解自己,并在治疗师及成员的反馈中调整自己的心理。至此,团体成员已对音乐有了一定的代入感,成员之间能产生情感的共鸣。

最后,治疗师播放一首角调式代表曲《胡笳十八拍》,该曲平缓柔畅,善疏肝理气。治疗师进一步引导患者体验与想象,辅以深吸慢呼气息控制延长训练,使得第一次团体治疗在安全、放松的环境下结束,给予团体成员良好的治疗体验,并建议团体成员回家后听角调继续放松训练。

(二)浮生若梦

浮生若梦。

第二次平衡音乐治疗正式开始前,治疗师先回顾第一次治疗过程并带领团体成员分享在家训练的效果。治疗师指导团体成员绘画出属于自己的生命树,分别写下童年、青少年、成年早期、中年、老年等各个时期对自己影响最深或自己最喜欢的曲目,并向其他成员分享那个时期的回忆、喜欢的原因以及该歌曲对自己的影响。其间,平衡音乐治疗师会现场演奏或播放属于成员的生命树曲目,使成员在分享时仿佛回到了那个时刻,互相倾诉往事,释放情绪。治疗师鼓励大家去感受和思考、理解与发现,不作消极评价。在活动最后,治疗师会为每个成员作一个相对客观且带引导性的总结,回顾一生,恍然若梦,过去的悲欢离合、人生的跌宕起伏,总会归于平衡之处。如此,帮助成员更全面、更理性、更客观地了解和认识自己,不被眼前悲喜所困,达到不以物喜、不以己悲的平衡心态。

(三) 高山流水

高山流水。

回顾第二次治疗的生命树曲目,大家在回忆后产生共鸣,唤醒良好的情绪体验,增加团体凝聚力。治疗师现场演奏或播放中国十大古曲之一《高山流水》,引入本次治疗主题。

传说先秦的琴师伯牙一次在荒山野地弹琴,樵夫钟子期竟能领会这是描绘"峨峨兮若泰山"和"洋洋兮若江河"。伯牙惊道:"善哉,子之心而与吾心同。"钟子期死后,伯牙痛失知音,摔琴绝弦,终身不弹,故有高山流水之曲。"高山流水"比喻知己或知音,也比喻乐曲高妙。

在上次分享的生命树曲目的基础上,团体成员共同探讨与商议,最终选择一首团体共同喜欢、都能产生共鸣的歌曲。音乐治疗师根据成员所具备的音乐基础,将成员分为领奏、伴奏、领唱、合唱等不同组别,在治疗师的指导和成员的练习下共同演奏出该乐曲,并成为代表该治疗团体的队歌。这需要每一位成员的相互理解与配合才能完成。共同演奏不仅仅是教参与者学习歌唱、演奏乐器的技能,而是以此为媒介唤起团体成员的共鸣,进而相互支持和安抚,相互理解和沟通情感,协调人际关系,进而达到身、心、灵的平衡状态。

(四) 幸甚至哉

幸甚至哉。

最后一次平衡音乐治疗,团体成员共同演奏属于自己的队歌,团员之间互相配合,增加默契。治疗师向成员介绍一些不需要经过训练就可以演奏的节奏性、旋律性打击乐器,如各种鼓、铝板、三角铁、木琴、风铃等,成员可以在不需要任何学习的前提下根据自己的喜好演奏各种节奏。治疗师选择宫商角徵羽调之一作为主题演奏,团体成员按照各自对主题的理解和思路进行演奏。为了让每个人在小组活动中的行为表现都能直接、及时地反馈,在每次合奏完之后,治疗师都会指导成员们进行讨论,

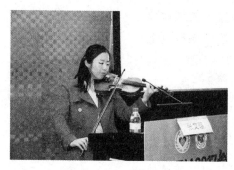

张文瑄治疗师在中华医学会第 23 届心身
医学分会全国年会上展示音乐治疗

让每个人都说出自己在合奏中的感受和对他人演奏的感觉。治疗师在共情和理解的基础上对每个成员进行分析指导，团体成员间进行相互评价。该环节可以帮助每个人更了解自己，学会在这样的环境中怎样明确自己的位置，学会如何改变自己不当的社会行为，使其学习适应社会生活和调节人际关系，从而学会与别人和谐平衡相处，达到治疗的目的。最终，团体在不断的沟通与磨合中，完成即兴演奏的和谐篇章，可谓幸甚至哉，歌以咏志。

平衡音乐疗法不仅帮助个人达到身心灵平衡，还能实现团体成员之间的相互平衡，并在治疗结束后能继续有助于实现人与人之间、个人与家庭、社会的平衡。

参考文献

[1] 北京中医学院.中医基础理论[M].北京：中医古籍出版社，1990.

[2] 高天.音乐治疗导论[M].北京：军事医学科学出版社，2006.

[3] 单金龙.《黄帝内经》中"五脏相音"的实践与计算机交互分析[J].歌海，2016(3)：75-81.

[4] 王洪图.黄帝内经[M].北京：新世界出版社，1999.

（张文瑄　袁勇贵）

第八章

沙盘游戏在平衡心理治疗中的运用

　　将平衡心理治疗的理念引入沙盘游戏治疗中，以沙盘游戏疗法为媒介，发现导致患者内稳态失衡的原因，并运用 BPT 的方法予以化解，从而帮助个体实现个人—家庭—社会、知情意以及身心灵全系统层面的平衡稳态，实现预防保健、疾病转归的自然规律，提高每个人的心理素质和生存质量。

　　20世纪以来，儿童、青少年心理治疗领域中兴起了四大主流，即心理动力、游戏治疗、认知行为治疗以及家庭治疗，它们是儿童青少年心理治疗领域中使用最为广泛的治疗方法[1]。近年来，心理咨询与治疗领域出现了一个新趋势———各主流方法之间的整合。整合是指在一种疗法中灵活融入其他治疗的成分，也有的整合是产生一种新的、独立的治疗方法[2]。平衡心理治疗（Balancing Psychotherapy，BPT）是一种建立在东方哲学体系上的，整合了多种心理治疗流派的治疗取向，它运用平衡学的相关理论，围绕"度"和"关系"两个核心，来帮助个体实现心身平衡状态。将平衡心理治疗的理念引入沙盘游戏治疗中，以沙盘游戏疗法为媒介，发现导致患者内稳态失衡的原因，并运用BPT的方法予以化解，从而帮助个体实现个人—家庭—社会、知情意以及身心灵全系统层面的平衡稳态，实现预防保健、疾病转归的自然规律，提高每个人的心理素质和生存质量。

一　沙盘游戏疗法的基本方法

（一）什么是沙盘游戏疗法

　　沙盘游戏（sandplay therapy）是一种将分析心理学理论、游戏疗法与中国文化相结合的心理疗法。在沙盘游戏治疗实施过程中，治疗师让来访者选择一些微缩模型（沙具）摆放在特定的沙箱里构成一些场景（作品），以表现自己个性和社会性的多个层面。治疗师极为关注来访者对其具有象征意义作品的特有解释[3]，以深入了解来访者潜意识的心理冲突。在这个非言语特性的技术中，来访者利用沙子、沙具与沙箱为媒介，呈现其无意识内容。沙盘主题的构建过程是内心潜意识内容投射的过程，通过意识与无意识的沟通，可以促进原型的发展，实现对来访者心理疾病的治疗。也就是说，制作沙盘的过程本身就是一种心理治疗过程，在这个过程中，来访者了解了自己的内心，化解了自己的困惑，激发了其内心自我疗愈的力量，进而缓解其心理问题。

制作沙盘的过程本身就是一种心理治疗过程。

（二）沙盘游戏治疗的理论基础

沙盘游戏治疗是由瑞士分析心理学家多拉·卡尔夫（Dora Kalff）于 20 世纪五六十年代正式命名的一种心理治疗方法，是在荣格分析心理学基础上，融合了洛温菲尔德世界技法（World Technic）和东方思想与哲学（道家思想、易学思想和禅学思想）而创建的一种新的心理治疗技术。分析心理学理论、世界技法和东方哲学即沙盘游戏治疗的三大理论基础。1962 年，日本临床心理学家、日本第一位荣格心理分析师河合隼雄于在瑞士的荣格研究所留学期间跟卡尔夫学习了这一技法，1965 年回国后将这一技法介绍到日本[4]。在日本的民间游戏中有一种类似于沙盘疗法的游戏方式叫"箱庭"，指用一些小玩具在盒子中创造图景。河合隼雄结合禅宗的思想和态度，并依据源自中国的日本盆景文化特征[5]，将日本本土化了的沙盘游戏疗法称为"箱庭疗法"。心理治疗领域跨文化特点的趋势可见一斑。沙盘游戏治疗在平衡心理治疗中的运用也旨在强调临床心理治疗的本土化应用，结合我国东方文化思考，重视多角度的社会文化对话，融合平衡理论并运用于临床心理治疗。

> 分析心理学理论、世界技法和东方哲学即沙盘游戏治疗的三大理论基础。

沙盘游戏治疗与中国文化

（一）分析心理学与中国文化

分析心理学与东方文化是沙盘游戏治疗最重要的理论根基。分析心理学的创始人卡尔·荣格（C. G. Jung，1875—1961）是瑞士心理学家、精神病学家。虽然出生并成长于西方现代文化环境之中，但荣格受良师益友维尔海姆（卫礼贤）的影响颇深，一生钟爱东方文化和宗教，并借用到了自己的理论当中。譬如他对道家、佛教与《易经》等中国文化典籍有着深入的研究和独到的见解，对藏传佛教、印度瑜伽、日本的禅学和东方的冥想，也都有过深入的思考，还曾引用过中国炼金术的理论和佛教的曼陀罗图治疗过精神病。他将东方文化融到自己的心理学体系与心理治疗实践之中，从而使其心理学理论成为沟通东西方文化的一座桥梁[6]。

荣格曾经这样来评价《易经》，他说："《易经》中包含着中国文化的精神和心灵，几千年中国伟大智者的共同倾注，历久而弥新，仍然对理解它的人展现着无穷的意义和无限的启迪。[7]"当一个人被卷入他的周遭世界并深陷其中时，他的心灵便会阴云密布，失去了先天本有的纯洁。儒家为个人在恰当的地位安身立命提供了一个宽广的体系，包括礼仪、责任和尊重；道家则认为，让对抗的力量取得平衡才是人之为人、生活的关键[8]。于是，儒家的严格规范和道家的简单之美，这两种力量的平衡构成了个人及世界的和谐生命。我们不难发现，这种圆满的平衡与西方人本主义心理学所提出的"自我实现"或深层自我的觉悟之间，有着异曲同工之妙[4]。获取这种平衡也被定义为探索人所存在的本性的艺术，这也正是平衡心理治疗所追求的平衡的四个层次中的知情意与身心灵平衡。

> 儒家的严格规范和道家的简单之美，这两种力量的平衡构成了个人及世界的和谐生命。

（二）卡尔夫与东方文化

多拉·卡尔夫自幼就对中国的道家思想兴趣浓厚，曾多次在其著作中引述老子等中国古代哲学家的观点或表述。卡尔夫在研究中国思想的时候，发现宋代理学家周敦颐的太极图与其观点有些相似之处，因此她把太极图与其思想也融入自己的著作之中。多拉卡尔夫在其专著《沙盘游戏：治愈心灵的途径》一书中，反复引用《易经》、《老子》来分析和解释其个案的治疗和转化，并用坎卦做了全书的总结："心灵的运作可以比喻为水的流动。'习坎，有孚，维心亨，行有尚……水流而不盈，行险而不失其信。维心亨，乃以刚中也。'[9]"意思是重重艰难险阻，只要胸怀诚信，就能使内心亨通，奋力向前，必被崇尚。此卦也揭示了险阻的两重性，当人们发现险阻后，首先熟悉险阻的特点，然后克服险或使之不对自己成为阻，甚至利用此险阻为自己服务，险阻既然有其不好的一面，则必有其有好的另一面，要因势利导。《易·坎》有云："王公设险，以守其国。险之时用大矣哉！"这其实正对应了平衡心理治疗的"动、变、等、定"的本质与内涵。当我们能够获得如此的体验，获得内心的平衡之后，我们就能够谈论恩赐和完美。

当机缘巧合结识日本的禅师铃木大拙并赴日本拜访之后，受禅学启发，卡尔夫发现了沙盘游戏与禅修的相通之处，那就是都需要个体向自己内心寻求领悟，而不是依靠书本或者导师。所以沙盘游戏疗法中强调治疗师的角色绝非口若悬河、分析利弊、指明方向的导师形象，而是自由和保护空间的营造者、静默的见证者和陪伴者、接纳和包容的母亲、适时点拨的禅师、与来访者在一起的心灵探索者。

> 沙盘游戏与禅修的相通之处，都需要个体向自己内心寻求领悟。

（三）中西合璧

显而易见，作为西方学者的荣格与卡尔夫从璀璨的中国文化中受到了莫大的启发，发展出影响深远的心理学理论，产生了历史性影响。事实上中国文化本身就蕴含着丰富而深刻的心理学的意义和价值。维尔海姆认为，荣格以及弗洛伊德所致力于探求的无意识心理学，正是中国文化思想或中国文化心理学中所固有或所包含的东西[6]。既然百年之前的西方学者能够漂洋过海从中华文化奥义中获得启发，那么当代的我们则更应该认真思考如何从我们自己的文化瑰宝中吸取心理学的营养，兼容并蓄，这正是平衡心理治疗所致力追求的。

> 当代的我们则更应该认真思考如何从我们自己的文化瑰宝中吸取心理学的营养，兼容并蓄。

 沙盘游戏中的器物

沙盘游戏治疗室最主要的装备即沙、沙箱（沙盒/沙盘）与沙具。

（一）沙

沙文化由来已久，自古以来便有点沙成金的传说，不同的文化也常常在神秘的占卜仪式中用到沙。比如 12 世纪初由阿拉伯传入欧洲的地占术（指在地面上的占卜，常用石头摆放并在泥土和沙子上画出来），在拜占庭帝国时期希腊用 raml（意为"沙子"）一词命名该术，中世纪文艺复兴时期，地占术在非洲、欧洲盛行于任何阶层，在 17 世纪到达顶峰；纳瓦霍族人在画沙仪式中创造出宇宙秩序的意象，以祈求上天赐予他们治愈疾病的力量，据说这种自然的治愈力能将人的心灵带回到与宇宙和谐统一的状态;西藏佛教徒花几个星期的时间在沙上创造出廓拉克克拉曼荼罗,并用之冥思和作为密宗修行的开始;中国民间也有一些巫师用沙盘来给人算命,他们闭着眼睛手持木棒,一边嘴里念念有词,一边按照"神的旨意"在沙盘绘制一定的符号、图案……上述所有的这些仪式一旦完成之后,沙面就被刷新抚平了,一切的符号、图案也随之消失于"无意识"的世界[10]。

沙,也是中国古代文人墨客笔尖抒情写意的常客,如唐代李贺《马诗》曰:"大漠沙如雪,燕山月似钩。何当金络脑,快走踏清秋。"唐代岑参有《碛中作》:"今夜不知何处宿,平沙万里绝人烟。"

千年之后的当代,沙画、沙雕等艺术创作,沙漠文化主题公园,沙漠旅游开发等沙主题项目层出不穷,淳朴、返古、天然、纯粹的特质让沙文化颇受欢迎。从古至今,人类一直持续不断地利用沙这种自古便存在于身边的天然物质创造着各种奇迹,沙文化在古与今、高科技与纯天然、商业化与古文明之间维持着一种微妙的平衡。

> 沙文化在古与今、高科技与纯天然、商业化与古文明之间维持着一种微妙的平衡。

推及个人,每个人的童年都曾或多或少有过玩沙的经验,海滩上的城堡、沙坑里的房子,都是我们珍贵的童年记忆。沙的流动性和可塑性,使人们可以任意发挥想象力来建造自己心中的世界。因此,沙是让当下的自己与童年时的自己建立联系的绝佳自然物质,细密的沙创造了一种理想的触觉、运动觉的体验,可以让来访者在触摸沙子时即产生一种回归童年的情感。可以说,玩沙子本身就可以缓解焦虑,平静内心的功效,使身心灵得到放松。

> 细密的沙创造了一种理想的触觉、运动觉的体验,可以让来访者在触摸沙子时即产生一种回归童年的情感。

沙盘游戏治疗室中一般会配备黄沙和白沙,黄沙最为普遍,白沙一般用于创作雪地场景。对沙子的品种并没有严格的要求,海沙或河沙均可,也可选择工地建筑使用的沙子,有条件亦可购买经过除尘加工的精选游戏专供沙,天然、均匀、无杂质、无粉尘、细度适中即可。

(二)沙箱

沙箱是有边界限定的长方形容器,大小颜色和规格都有严格的限定。国际通用的沙箱为内侧径 57 cm×72 cm×7 cm,之所以选择长方形的沙箱，是因为太过对称的图案往往会给人以威严却沉闷的感觉，不同于圆形或正方形这样完美的平衡形状，长方体的空间因具有不平衡性而更加灵活。和摄影艺术类似，长方形既可以横向也可以纵向构图，有助于来访者有移动、变化的愿望，也有足够的留白空间。对沙箱尺寸的严格限定，一方面确保了来访者有足够的创作空间，充分表达内心；另一方面把想象限制在一定空间之中，视野能照看得过来，从而有可控感。

对沙箱尺寸的严格限定，一方面确保了来访者有足够的创作空间，充分表达内心；另一方面把想象限制在一定空间之中，视野能照看得过来，从而有可控感。

沙箱的材质较多使用的是木质，沙箱内壁是蓝色的，当移动沙子露出沙箱底部的时候，会给人一种水的感觉，能够代表江河湖海；而四壁的蓝色则会令人联想到天空。

沙箱中的沙子不可以太多，否则会容易溢出沙箱之外，而且还容易给人以拥堵的感觉；但也不能太少，不然就无法在沙箱中堆积山脉。沙太多或太少都不能达到平衡和谐的理想状态。一般情况下，沙量达到沙箱壁高度一半即为适宜。沙盘游戏治疗室中一般应有两个沙箱，一个用于盛干沙，另外一个盛湿沙。如果来访者需要制作湿沙沙盘作品，则应在治疗室内备置一桶清水。

（三）沙具

沙具即人或物的缩微模型，主要有人物类、动物类、植物类、建筑物类、家具与生活用品类、交通运输工具类、果实类、天然物品类（如石头、贝壳）等。

沙具很容易让我们与自己的童年时光建立起时空的链接，抱在怀里的小汽车或洋娃娃，我们白天同它们玩耍，对着它们自言自语，晚上抱着它们入梦，它们陪伴着我们度过了美好的童年岁月，寄托着我们童年时期的绮丽梦想[10]。几乎每一个人在成长的过程中都必然地会经历这么一个"恋物"时期。这种为了个体心理平衡而进行的私人化游戏对孩子心理的发展常常具有不可忽视和无可替代的作用。

荣格小时候就曾用尺子刻了一个穿着礼服、戴着礼帽、脚蹬黑靴的小矮人，还给他做了外衣和小床，将铅笔盒作为它的房间。铅笔盒里还有一块莱

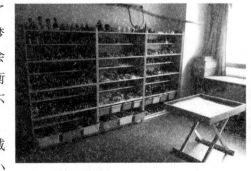

中大医院心理精神科沙盘游戏治疗室

茵河边捡的长圆形光滑的石头。这是小荣格的大秘密,除了他谁也别想看到他!"我感到有一种安全感,以前那种折磨人的与自我异化的感觉完全消失了。每当我做错了什么事或感情受到了伤害时,每当父亲的发怒或母亲的多病使我感到压抑时,一句话,每当我处于困境时,我就会想起那个被我小心地包裹好、藏放好的小矮人,还有它的那块光滑的、涂的颜色很漂亮的石头[11]。"

在沙盘游戏疗法里,每一个沙具都与很多象征意义相联系。

荣格的"小矮人"伴随着他度过了敏感、孤独的童年时代,是他当时心灵的寄托和依靠。这种具有一定的象征意义,有时还带有仪式化和宗教的色彩的活动是沙盘游戏的雏形。在沙盘游戏疗法里,每一个沙具都与很多象征意义相联系。比如房子,可以象征母亲、归宿、家、心房、梦想……这种象征与文化相关,与个人生活经历相关,亦根据其摆放位置与布局的差异而有不同的意义,并不是绝对的。沙盘创作中沙具显示的象征意象,可以帮助来访者把心理内在的困境展现出来,使之具体化、清晰化,并因此而带来内在的改变。

四 沙盘游戏运用于平衡心理治疗的步骤

沙盘游戏疗法的过程主要包括创作沙盘作品和来访者就自己的作品进行描述或讲故事。运用到平衡心理治疗中,大致可以分为六个基本步骤:

(一)沙盘游戏的引入时机

心理治疗师在大多数情况下并不会单一地使用沙盘游戏作为来访者唯一的治疗方式,所以引入沙盘游戏治疗的时机因人而异。以下是一些引入沙盘游戏的可能的时机:

① 当来访者因为情感反应剧烈而无法继续进行治疗的时候,可使用沙盘游戏疗法帮助来访者先适当的宣泄情绪,调节感性与理性平衡,再结合认知等其他治疗方法,可以提高治疗效果。

② 当来访者感到困惑却又找不到具体原因的时候，可以考虑引入沙盘游戏疗法，探索意识与潜意识失衡的原因。

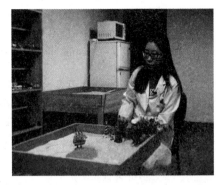

③ 当来访者为要做出的某个重要决定而左右为难、痛苦挣扎的时候，可以借助沙盘游戏疗法帮助其了解自己内心的真实想法。

④ 当来访者做好面对自己的内心创伤的心理准备时，可以引入沙盘游戏疗法，帮助来访者通过沙盘游戏疗法的自我疗愈功能来进行修通，找到内心的平衡。

黄河治疗师向来访者介绍沙盘游戏治疗的步骤

⑤ 当治疗受阻，来访者无法继续深入时，或来访者找不到合适的词汇来表达自己的感觉或者想法时，也可以借助沙盘游戏疗法。

⑥ 来访者具有艺术气质或创造力，很乐于通过不同形式进行自我探索时，治疗师也可以向来访者推荐使用沙盘游戏疗法。

（二）来访者构建属于自己的沙世界，治疗师用心陪伴

选择好引入的时机后，在治疗正式开始时，治疗师需向来访者介绍沙具的类别和摆放位置，以及沙和水的使用注意，并向来访者说明保密原则，让他明白自己有充分的权利选择任何沙具来做任何形式的创造。只有让来访者在这种内心自由和安全的感受下，尽情地表达内心世界，才能探索和重建内稳态。当来访者开始进行沙盘创作，此时所奉行的是非言语的治疗原则，治疗师尽可能保持一种守护性和陪伴性的观察和记录，努力让来访者自己和沙盘交流，静默、深入地探索内心世界的平衡。

> 只有让来访者在内心自由和安全的感受下，尽情地表达内心世界，才能探索和重建内稳态。

（三）用心感受所创造的世界，必要时可适当调整

这一阶段是安静欣赏的时间，如冥想一般，放空自己，不是用脑思考，只是用心去感受作品。可以引导来访者围绕沙箱走几圈，换不同的角度欣赏自己的世界，将它映在心灵深处。在这个过程中，有的来访者可能希望能微调作品，这也是可以允许的。

（四）治疗师用心倾听来访者的故事，治疗性介入

自然或非自然的结束沙盘创作后，治疗师与来访者一起对沙盘世界进行探索，努力对来访者创造的沙世界进行深入的体验和经历。这是旧的平衡被呈现、新的平衡在建立的过程。此时治疗师要注意将讨论集中在沙盘作品上，而不是来访者本身。理解沙盘作品中的象征和隐喻，会促进治疗师与来访者之间信任关系的建立，而这种信任关系本身就具有相当的治疗作用。治疗师可以让来访者讲述有关沙盘情境的故事，或问一些相关的问题，引出来访者的解释和对沙盘情境的联想，也可以谈一些他们所暗示的问题。治疗师切勿强迫来访者对沙盘作品进行联想，更不应以任何形式强行给沙盘作品赋予象征意义或野蛮分析来访者。

理解沙盘作品中的象征和隐喻，会促进治疗师与来访者之间信任关系的建立，而这种信任关系本身就具有相当的治疗作用。

（五）定格留影沙盘世界

通常沙盘作品完成以后，来访者会把沙盘图像当作是他内在的世界，此时将会产生一种情感后效（emotional after-effect），这种情感将会持续到下一次沙盘游戏治疗。在来访者离开前，治疗师应把有关的照片或记录复制一份给来访者。若治疗师有意将该作品作为个案教学使用，则应当让来访者签署知情同意书，这是对来访者的隐私及其作品的创作权的尊重与保护。

通常沙盘作品完成以后，来访者会把沙盘图像当作是他内在的世界，此时将会产生一种情感后效。

（六）拆除沙盘，重返现实世界

沙盘作品创作结束后，需要把沙箱恢复原样，为下一次治疗做准备。Bradway 和 Mc Coard(1997)认为在来访者离开治疗室前，应保持沙盘作品不变，这有助于来访者在头脑中存留所创作的作品，否则会使许多来访者难以接受，从而对以后再创作沙盘作品产生负面影响[3]。也有治疗师认为，有些来访者会在离开之前主动选择拆除作品，拆除沙盘作品其实也是一种治疗。拆除他们自己已经创造的世界，可以增强他们认为自己有力量取消他们做过的事情，比如补救他们的过错。对于一些人来说，拆除世界可以使得行动得以全部完成，并且打开了新的创作通道。

五 沙盘作品意象中的心理平衡

(一)知情意与身心灵的平衡

荣格的分析心理学源于精神分析理论,弗洛伊德认为人格结构最基本的层次是本我(id),处于心灵最底层,是一种与生俱来的动物性的本能冲动。它是混乱的、毫无理性的,只知按照快乐原则(pleasure principle)行事,盲目地追求满足。中间一层是自我(ego),自我充当本我与外部世界的联络者与仲裁者,并且在超我的指导下监管本我的活动,用于调节生物本能和社会道德准则之间的矛盾,并最终决定自己的行为方式。它按照"现实原则"行动,既要获得满足,又要避免痛苦[12]。最高一层是超我(super-ego),进行自我批判,是道德控制的理想化了的自我,它是儿童在生长发育过程中,社会尤其是父母给他的赏罚活动中形成的,换言之,是父母作为爱的角色和纪律的角色的赏罚权威的内化。它主要包括两个方面:一方面是平常人们所说的良心,代表着社会道德对个人的惩罚和规范作用,另一方面是理想自我,确定道德行为的标准。超我按至善原则活动,主要职责是指导自我以道德良心自居,去限制、压抑本我的本能冲动[13]。自我只有平衡好与本我、超我之间的关系,心理才不会发生异常。

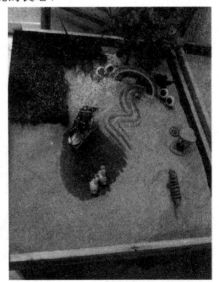

来访者小 A 的沙盘作品:旅程

举个例子,一向积极上进、成绩优异的大四女生小 A,近一个月来却焦虑、失眠,无法集中注意力准备与前途息息相关的重要的出国考试。她为自己的沙盘作品(如右)命名为"旅程"。这里有通向美好世界的航道、有船、有河,然而我们不难发现,那艘帆船虽然向着美好的世界,但并非真正在航道上,而是摆放在一个类似港湾的位置。而航道的起点是一粉一篮两只小天鹅,粉色稍稍靠前。一只老虎在起点右后方的山坡上,遥望远方的终点。

通过了解我们得知来访者有着稳定的恋爱对象,对方也很支持来访者赴美留学,并表示会等她回国,但并未计划一起赴美。来访者表示她并没有刻意安排船的位置或天鹅的顺序，潜意识里自己找到了适合的位置。通过沙盘作品，我们不难理解：来访者的超我清晰地明白出国求学对自己未来发展的重要性，也是她理想自我的努力方向；然而即使有暂时稳定的恋情和对方的支持鼓励，她的本我还是对这段恋情颇有顾虑，因为赴美留学意味着至少三年的异地恋，各种变数如猛兽一样，尽管尚未下山，但具有威胁性。老虎在这里有双重象征：危险与野心。针对这一本我与超我的矛盾，来访者的自我此时给出一个折中的办法来进行平衡——营造一个符合社会认可的客观条件来拒绝或延迟。所以莫名的不安、失眠、无法集中注意力、各种生理上的不适纷至沓来，这是意识与潜意识在较量中找到的暂时的平衡，然而并不是一个健康的状态，随时可能再度倾斜失衡。

BPT平衡层次理论中，强调知情意与身心灵的平衡，通过沙盘，将潜意识意识化，让来访者自己发现症状背后的真正的原因，也就不难治愈。如果始终着眼于治疗那个"伪装的"原因，比如表浅地关注于如何帮助她改善睡眠、缓解焦虑、放松情绪、学习如何集中注意力，那可能成效颇微。

（二）个人—家庭—社会的平衡

治疗师通常会从沙盘作品的整合性、充实性、动力性和流畅性四个方面来考察沙盘作品。考察的要点包括：

① 沙子、沙具、水域（沙箱底部）的利用情况；

② 哪些沙具对来访者而言是有特殊意义的；

③ 制作沙盘作品的特点（如速度、强度等）；

④ 被丢弃的和被隐藏的沙具；

⑤ 来访者的非语言线索，如面部表情、肢体语言等。

也就是说，治疗师要敏感地捕捉到作品内容与创作过程中的不平衡，这不平衡可能就是来访者心理问题的症结所在。

譬如，在一个突然出现行为问题的八岁男孩小B的沙盘作品"餐厅"（如左）中，我们发现了一个婴儿车被放在沙箱的一边，而当问到婴

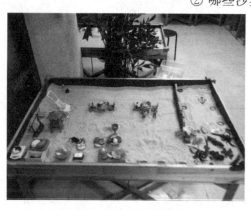

来访者小B的沙盘作品：餐厅

儿车里孩子的父母在不在沙盘里时,男孩表示较远处的一对夫妻即是,而这个母亲在很远处背对着婴儿车坐着,父亲站着,呈现姗姗来迟的姿态。根据 BPT 平衡层次理论,第一层次的平衡是个人—家庭—社会的平衡,在这个案例里,通过沙盘我们捕捉到来访者被忽视的孤独感受,而孩子的问题并非仅仅是个体的原因,而是亲子关系或家庭中夫妻关系失去了固有的平衡。发现了不平衡后,我们安排了家庭治疗,了解到母亲的工作性质在近期有所变化,以及夫妻关系紧张,而孩子无意识的行为问题在某种意义上竟一定程度地吸引了母亲的注意力,也暂时转移和缓解了父母之间的矛盾。通过家庭治疗,我们努力让这个三口之家打破了旧的不健康的平衡,致力于建立新的健康的平衡。

(三) 转化与平衡的重建

"转化"是受伤与治愈之间的联系,即旧的不健康的平衡被打破、新的平衡得以建立的过程,也是 BPT 中沙盘游戏疗法的根本目的。申荷永教授认为转化主题的沙盘作品可能会出现以下现象:

① 出现进化和提升的意象,比如沙盘的一个位置放置了一条蛇,而另外一个地方放置了一条龙,而且表现出蛇转化为龙的样子;

② 出现某些仪式可能是转化的表现,如"出生"、"婚礼"、"孵化"、"死亡"等;

③ 蝴蝶、青蛙、蝉和蛇成为四大转化象征。这四种动物都经过了蜕化的过程,是转化的象征[14]。

有的学者还主张把沙盘游戏疗法分成治疗和转化两个阶段。在治疗阶段,每次沙盘完成后不要让来访者进行联想和解释;在转化阶段,来访者已经具有了一个相对平衡和稳定的自我,这时他将会尽力地去理解自己所做的每一个沙盘意象,尽可能地从意识层面上去理解它的意义,此时治疗师再与来访者对沙盘的情境进行讨论和解释是最适合的。

在转化阶段,治疗师再与来访者对沙盘的情境进行讨论和解释是最适合的。

（四）恢复平衡：周期性地退回到内心世界

很多人有这样的经验：最初内心是平衡的，但是由于某个事件的发生扰乱了内心的平衡，也就是说这个刺激事件造成了心理系统的失衡，这时如果再有新的哪怕是轻微的刺激，也会造成巨大的心理影响。这说明，扰乱人们心理系统的因素最重要的不是新增加能量的总量，而是内在心理系统的平衡状况。对一个不稳定的精神系统来说，往往只需要一点点新增加的能量，就可以对一个人的行为造成极大的影响。在荣格看来，人不可能时刻准备着应付一切可能的偶然事件，新的人生经验会强行进入人的精神世界并破坏系统的平衡，故而荣格主张人应该周期性地退回到自己的内心世界，以恢复精神的平衡[15]。

那么，如何与童年时的自己建立联系呢？答案是通过再次体验那个时期的优质游戏，以唤起童年的精神世界。来访者在治疗师的陪伴下制作一件沙盘作品时，会无意识地将自己的情绪情感、人生经历、审美意趣、价值观等心理特征通过沙具及空间结构等物化形式表现出来。这种以写意手法将自己内心世界具象化的表现，是来访者当前心境的一种投射，作为来访者当时当地的体验，景在身外，又在心内，物我之间界限模糊相互交融，能够使治疗师更深刻地理解来访者心理困境的种种缘由，也能够使来访者体验到自己心灵深处更为宽广丰富的情怀[16]，使来访者在治疗的过程中从因心造境体察到自身困境的缘由，进而自我成长，最终达到心境和谐的自我治愈目的[17]。

拿荣格的话作为本章的结尾吧：凡使人致病的因素中往往包含着治愈的种子[18]。苦恼情感的经验、精神创伤、与情结相关的心态，都可以当作有利条件来加深个人见识，完善人格，唤醒与平衡精神世界。

> 对一个不稳定的精神系统来说，往往只需要一点点新增加的能量，就可以对一个人的行为造成极大的影响。

参考文献

[1] 程灶火.心理治疗发展趋势[J].中国临床心理学杂志,2000,8(3):192-194.

[2] 徐洁,张日昇.箱庭疗法应用于家庭治疗的理论背景与临床实践[J].心理科学,2007,30(1):151-154.

[3] 张日昇,耿柳娜.箱庭疗法的研究进展[J].心理科学,2003,26(2):354-355.

[4] 陈叶梓.河合隼雄与箱庭疗法对现代心理治疗发展的启示[J].社会心理科学,2010,25(4):

485-488.

[5] 张日昇.箱庭疗法[M].北京:人民教育出版社,2005.

[6] 高岚,申荷永.荣格心理学与中国文化[J].心理学报,1998,30(2):219-223.

[7] Jung C G, Wilhelm R. The Secret Of The Golden Flower[M]. New York: Causeway Books, 1975.

[8] 彼得·班克特.谈话疗法——东西方心理治疗的历史[M].上海:上海社会科学院出版社,2006.

[9] 多拉·卡尔夫.沙盘游戏:治愈心灵的途径[M].广州:广东高等教育出版社,2004.

[10] 魏广东.沙盘游戏疗法:游戏中的心灵疗愈[M].北京:中国石化出版社有限公司,2015.

[11] 荣格.回忆·梦·思考[M].沈阳:辽宁人民出版社,1988.

[12] 郭黎岩.心理学[M].南京:南京大学出版社,2002.

[13] 罗婧婷.命运洗礼与人格蜕变——从弗洛伊德人格三重结构理论探析《激战》男主角程辉[J].戏剧之家(上半月),2013,9:102.

[14] 申荷永.荣格与分析心理学[M].北京:中国人民大学出版社,2012.

[15] 魏广东.心灵深处的秘密:荣格分析心理学[M].北京:北京师范大学出版社,2012.

[16] 易春丽,胡佩诚.大学生沙游戏的主题特征及象征符号解释[J].中国心理卫生杂志,2003,17(4):223-228.

[17] 向静芳.箱庭疗法中的东方文化元素探析[J].信阳农林学院学报,2015,25(2):84-86.

[18] 赵书霞,刘立国.荣格的情结理论及其对情结概念使用的修正[J].河北理工大学学报(社会科学版),2009,9(1):17-22.

（黄河　袁勇贵）

第九章

舞蹈治疗在平衡心理治疗中的运用

　　舞蹈治疗包括现代舞蹈、动作分析和精神心理分析三个主要部分,是表达性艺术治疗的一个分支,跨越医学、心理学、艺术学、康复学等多个学科,适用范围十分广泛,不仅仅面向临床病患,也同样适用于大众人群。

　　当下,舞蹈治疗对于医疗实践的重要作用正逐渐被人们认识到,并且其在促进心身健康方面不同于传统心理治疗的特殊价值也得到了关注。

　　当今社会,经济迅猛发展,人们承载着快节奏生活状态下不断加大的压力,越来越多的人处于亚健康状态。与此同时,大众对于如何缓解压力以及如何提高精神生活品质的关注也随之增加。而舞蹈治疗恰好迎合了这一现状,科学家和医务工作者们开始关注舞蹈在心理治疗中的应用,并强调舞蹈治疗对于疾病的预防作用,重视其在提升心身素质、促进心身平衡统一方面的价值[1]。

 一　什么是舞蹈治疗

　　舞蹈治疗(Dance Therapy)于 20 世纪 30 年代在美国兴起,也被称作舞蹈动作治疗(Dance Movement Therapy, DMT)。其定义为:"在心理治疗中通过舞蹈动作的运用,达到促进患者情绪和身体平衡统一的方法"[2]。早在一千多年前,我国东汉时期医学家华佗就通过模仿虎、鹿、熊、猿、鸟这五种禽兽活动方式和生活习性,组编了一套可以强壮筋骨,调息五脏六腑的动作,创制了"五禽戏"。作为中国最早的具有完整功法的仿生医疗健身体操,五禽戏也是历代宫廷重视的体育运动之一[3],其实已颇具舞蹈治疗的雏形。

　　舞蹈治疗包括现代舞蹈、动作分析和精神心理分析三个主要部分,是表达性艺术治疗的一个分支,跨越医学、心理学、艺术学、康复学等多个学科,适用范围十分广泛,不仅仅面向临床病患,也同样适用于大众人群[4][5]。

　　当下,舞蹈治疗对于医疗实践的重要作用正逐渐被人们认识到,并且其在促进心身健康方面不同于传统心理治疗的特殊价值也得到了关注。在治疗过程中,舞蹈治疗既可以作为治疗疾患的直接手段,也可以作为辅助治疗技术与传统的心理治疗配合使用。尤其是对于那些通过传统语言的表达方法难以达到效果的患者,舞蹈治疗往往能够取得有效的治疗效果[6]。

> 舞蹈治疗既可以作为治疗疾患的直接手段,也可以作为辅助治疗技术与传统的心理治疗配合使用。

 二　舞蹈治疗与平衡心理治疗

　　心理与身体的整体和谐才能促成人的健康,一旦心身失衡就会引发疾病[7]。而舞蹈治疗的目的,就是使个体达到机体内部环境、知情意、身心灵乃至个人—家庭—社会的平衡统一。

(一)身体动作的表象帮助发现心理冲突

舞蹈治疗并不是进行严格专业的训练使被治疗者成为舞蹈家,也不教授任何特定的动作,而是个体内心世界的真实表达与流露。研究表明,人类的身体动作与心理状态密切相关,两者相互作用,彼此影响。无论是思想还是情感,都可以从肢体语言中表露出来,甚至隐藏在人们内心深处的感知、思维、性格、记忆、意志等,都可以通过舞蹈动作进行流露和挖掘,正所谓"情动于内而形于外"[8]。同样地,不良情绪也会在身体动作中反映出来,如有些人可能会出现多汗、颤抖、肌紧张、动作不协调、自我控制不能,甚至出现疼痛等。舞蹈治疗中的动作是放松状态下的即兴动作,治疗师们认为即兴动作是最真实的身体动作,放松状态下的自发动作是最真实自我的表达,潜意识会藉于隐喻、象征和意象等方式在身体动作中显露出来[9]。

舞蹈治疗师通过对被治疗者的肢体动作语言进行剖析,帮助被治疗者放松自我,感受自我,倾听身体的语言,发现内心,回归内心,深层次地了解自己的心理状态,并帮助其调整消极的动作,将自己内心世界和外部世界的平衡状态进行整合,使冲突得以外化和消解,以达到心身平衡统一、恢复健康的目的[10]。所以被治疗者并不需要有一定的舞蹈基础,只需在治疗师的指导下尽可能放松自我,并用自然放松的身体动作去发现内心冲突的源头,进而有针对性地寻找解决问题的方式方法。

舞蹈治疗是一个积少成多的过程,对于舞蹈零基础的人来说,可以从最基本的形体动作开始,通过体验式的舞蹈治疗程序,逐步练习民族舞、现代舞、拉丁舞等舞种,并在自我宣泄的基础上,达到自省。可以说解决潜意识问题是舞蹈运用于心理治疗的最终目的。当个体能够将潜意识的非语言内容通过舞蹈动作转化到意识层面进行呈现和表达时,过去的负向认知也能够产生正向的改变[11]。

> 无论是思想还是情感,都可以从肢体语言中表露出来,甚至隐藏在人们内心深处的感知、思维、性格、记忆、意志等,都可以通过舞蹈动作进行流露和挖掘。

（二）积极的身体动作的表达帮助重建心身平衡

身体动作不仅是内心情感的直接表达，也是调解心理冲突的媒介。舞蹈心理治疗通过帮助个体调整旧的、消极的动作并在此基础上建立新的、积极的动作，以促进自我调控，达到重建心身平衡的目的。

1. 强身健体，维持内环境的平衡

舞蹈治疗能有效地调节人体内在状态和外部形态，使机体整体状态提升。首先，作为一种运动，舞蹈能够强身健体，提高整体灵活性、肢体柔韧度、肌肉力量等身体素质，因而能够在一定程度上提高人体适应外界环境的能力；其次，对人体的生理功能，舞蹈治疗也具有直接的促进作用。研究表明在完成舞蹈动作的过程中，体能消耗增加，新陈代谢增加，心肺功能增强[12]，并可在一定程度上改善中枢神经系统运转，增加大脑灵敏性，消除疲劳，缓解精神紧张以及抑郁低落情绪[13]。除此之外，内分泌系统、神经系统也会在舞蹈运动中得到刺激，两者紧密配合，对人体内环境进行调节，从而改善内环境失衡或使机体的内部环境趋于更稳定的状态[14]。

2. 重塑自信心，重建知情意的平衡

心理学上通常将人类心理过程划分为知、情、意三方面。知就是认知，认识过程是人体对外界刺激最直接的感觉；情就是情感情绪，是认识过程的产物，是人对外环境的思考；意是意志行为，是个体主观的调节行为[15]。

舞蹈治疗是一项艺术活动，而艺术的本质在于创造和表现。舞蹈治疗过程中，对情感的准确把握体现在每一个动作和表情上。舞蹈动作可以使被治疗者抒发内心情感困扰，而被治疗者的自我满足感往往来源于舞蹈本身所具有的创造性的特性。这种创造力有着非常重要的价值，它能使个体减少或消除挫败感和不良情绪，还帮助其重新认识自我价值，重塑自信心，改变认知，重建积极的生活态度，提升自我存在感和价值感，获得情感的共鸣，并建立行为上的自发、自控能力。因此，舞蹈治疗可以帮助个体重建知情意的平衡统一[16]。

> 舞蹈治疗过程中，对情感的准确把握体现在每一个动作和表情上。

3. 激发美感,实现身心灵的平衡

"身心灵"三个字的含义分别为:"身"指躯体;"心"指心理;"灵"主要指精神或精神状态,三者既可以相互作用也可以相互转化。健康之道需从这三层面着手,真正意义上的健康是这三个层面的和谐统一以及良性互动[17]。

人们从舞蹈中所获得的不仅仅是生理上的满足与快乐,更重要的是精神上的享受。舞蹈动作可通过刺激个体的视、听觉等感官系统的神经末梢感受器,直接唤醒个体内心的美感。当人们伴随着音乐节奏一边进行舞蹈动作一边集中感觉舞蹈中的情感时,不仅能够感受舞蹈所带来的美感,同时也能够感受肢体充分舒展所带来的快感,陶醉于幸福和满足之中,身体语言与内心情感得到共鸣与融合,人的内在情绪得到充分的释放,情感得到充分的宣泄,从而达到对个体心理冲突最好的调适效果[13][18]。

4. 提高社会适应能力,促进个人—家庭—社会关系的平衡

舞蹈治疗具有团体性,团体的一个重要特性就是互动,互动是打开彼此心灵的最好方式之一,互动能促进交流,提高人的社会适应能力。治疗师以开放接纳的身体态度去与患者互动,患者也可以与舞伴、众人进行接触、沟通与分享。通过与他人进行视觉、触觉和感觉的互动交流,共同营造出一种轻松、愉快、和谐、融洽的氛围,并在这个过程中,增进友谊和了解,最大限度地调动人的积极性,肯定自我潜能,重塑自信心。同时,统一的节奏和动作,潜移默化增加了个体间的合作感。通过这种渐进的过程,可使个体感受来自于他人身体力量上的支持,降低了心理防线,并在这种安全、支持性的氛围下,抒发情怀,净化心灵,增进人际交往,获得归属感,促进家庭和谐,提高自身的社会适应能力,实现重建个人—家庭—社会的平衡统一的目的[19]。

> 舞蹈治疗具有团体性,团体的互动是打开彼此心灵的最好方式之一,互动能促进交流,提高人的社会适应能力。

(三) 根据治疗对象选择舞种

舞蹈的种类很多,每个舞种针对的内心世界是不一样的,因此,不同风格的舞蹈所带来的治疗效果也不尽相同。例如,

芭蕾舞的特点是严谨和优美,要求动作具有线条感,适合性格刚烈且生活懒散者,通过芭蕾舞蹈的治疗达到改善刚烈性格,生活更加规律的目的。而个性软弱,行事优柔寡断的人可以选择节奏强而有力的爵士舞,以增强其自信心。交谊舞可以增强沟通和合作能力,适合性格内向,不善交际的个体。现代舞可以让心身得到更多的放松,适合自我要求较高的人及完美主义者。其中,民族舞的适用范围是最广的,特别适合老年人和行为活动比较僵硬的人。因此,要选择适合的舞蹈来排解内心的不良情绪[4][21]。

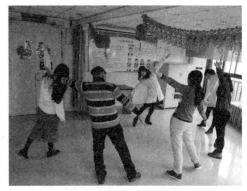

刘晓云医师指导大家做现代舞的舞蹈治疗

三　结论和展望

综上所述,将舞蹈治疗运用于平衡心理治疗中,对于疾病的预防、心身素质提升、心身平衡的统一起着重要的作用。但是目前人们对舞蹈治疗的认知程度并不高,舞蹈治疗对身体与心理健康的作用和价值并没有被足够重视,有待广泛的推广和深入的研究。在我国,舞蹈治疗可以说还处于起步阶段,未来其在心理治疗领域的作用不容忽视。因此,平衡心理治疗重视舞蹈在心理治疗中的运用,致力于将其体系化、科学化,运用于临床,以更好地服务大众。

参考文献

[1] 谢琼.舞蹈治疗重建身心平衡[J].河北能源职业技术学院报,2011,11(04):29-30.

[2] 齐光辉.舞蹈治疗原理及其在危机干预中的应用[J].艺术评论,2008,(7):12-17.

[3] 虞定海,陈文鹤,张素珍等.五禽戏新功法的编创及实验效果[J].上海体育学院学报,2003,27(2):56-58.

[4] 李珉珉.舞蹈疗法及其应用的探索研究[D].济南:山东师范大学,2013.

[5] 郭欢,申荷永.艺术在特殊儿童心理咨询中的应用[J].现代教育论丛,2013,(04):72-76+85.

[6] 张楠,赵蔚滦.论舞蹈治疗对特殊儿童身心发展的影响[J].戏剧之家,2017,(05):246.

[7] 葛楚英.平衡——人类生存之路[M].湖北:湖北人民出版社,2006.

[8] Rashedi V, Asadi-Lari M, Foroughan M, et al. Mental health and pain in older adults:

findings from urban HEART-2. Community Ment Health J[J]. 2017, 53(6):719-724.

[9] 黄虹.舞动治疗对改善高职生心理障碍的作用[J].戏剧之家,2017,(16):154+156.

[10] 王琼瑶.试论舞蹈治疗作为心理健康手段的重要性[J].学周刊,2015,(31):219-220.

[11] 张楠,赵蔚滁.论舞蹈治疗对特殊儿童身心发展的影响[J].戏剧之家,2017,(05):246.

[12] 曹燕.试论民族健身操对艺术院校女大学生在身体形态素质、生理机能、心理健康方面的积极影响[J].中国校外教育,2016,(21):169-170.

[13] 陈代康.舞蹈的健康价值——"艺术医学"探讨的一个课题[J].医学与哲学,1991,(10):41-42.

[14] 韩凯.舞蹈治疗的理论及其运用的研究[D].武汉:武汉体育学院,2015.

[15] 刘清平.认知能够凌驾于意志和情感之上吗?——"知情意"排序的解构与重构[J].社会科学家,2017,(01):14-19.

[16] Dieterich-Hartwell, Rebekka. Dance/Movement therapy in the treatment of post traumatic stress:A reference model[J]. Arts Psychother 2017, 54:38-46.

[17] 宋守华,聂德民.身心灵概念及疗法在大陆流行的原因解读[J].社会心理科学,2013,28(08):63-67.

[18] 程枫懿.论舞蹈教学中的美感培养[J].大众文艺,2017,(14):239.

[19] 顾丽.论舞蹈治疗在体验式舞蹈受众拓展中的应用[J].北京舞蹈学院学报,2014,(04):46-49.

[20] 贾琳.与心共舞——浅析"舞蹈治疗"[J].美与时代(下),2010,(09):90-91.

（刘晓云　袁勇贵）

■ 第十章

虚拟现实技术在
平衡心理治疗中的运用

虚拟现实技术（简称 VR 技术），是当前迅速发展起来的一项新兴技术。VR 体系的主要特点可概括为：沉浸感、交互性、想象性。

在 VR 技术中，个体的各种感知活动，如视觉、听觉和触觉，以及喜悦、悲伤、紧张与恐惧等情绪反应，都将得到充分表达。

一　虚拟现实技术

虚拟现实(Virtual Reality,简称 VR)技术是当前迅速发展起来的一项新兴技术。VR 领域的先驱 Burdea 认为,"VR 是一个合成的计算机用户界面,通过视、听、触、嗅等多种感知渠道对现实进行模拟"[1]。VR 是人工构造的、存在于计算机内部的环境,通过一些特殊设备,如头盔式显示器、图形眼镜、数据手套、立体声耳机、追踪系统、三维空间传感器等,用户能够以自然的方式与这个环境交互(包括感知环境并干预环境),从而产生置身于相应的真实环境中的虚幻感、沉浸感、身临其境的感觉[2]。

(一) VR 技术的定义

在 VR 技术中,个体的各种感知活动如视觉、听觉和触觉,以及喜悦、悲伤、紧张与恐惧等情绪反应都将得到充分表达。

VR 技术被定义为:一种先进的人机界面,可以让使用者与计算机发生互动,并让使用者沉浸在计算机所创造的充满自然感受的人造环境中[3]。VR 技术涉及计算机图形学、人机交互技术、传感技术、人工智能等领域。在 VR 技术中,使用者不仅是以视觉和思维介入虚拟环境,而且是以完整的生物个体融入虚拟系统中。在此过程中,个体的各种感知活动如视觉、听觉和触觉,以及喜悦、悲伤、紧张与恐惧等情绪反应都将得到充分表达[4]。这使得 VR 技术运用于心理治疗成为可能。

(二) VR 体系的特点

VR 体系的主要特点主要表现在以下三个方面,概括起来为3 个"I",分别是:沉浸感(Immersion)、交互性(Interaction)、想象性(Imagination)。

1. 沉浸感

沉浸感是 VR 最重要的技术特征,是指用户借助交互设备和自身感知觉系统,置身于模拟环境中的真实程度。理想的模拟环境能使用户难辨真假,从而全身心地投入到 3D 虚拟环境中。环境里的一切,无论是看上去、听上去、动起来、闻起来还是尝起来,都让人感觉是真的,就像在现实中一样。

2. 交互性

交互性是指用户通过使用专门输入和输出设备，用人类的自然技能对模拟环境内物体的可操作程度和从环境得到反馈的自然程度。VR 系统注重的是人与虚拟世界之间的交互近乎自然，用户不单单使用键盘、鼠标等传统设备和头盔、手套等传感设备，而是用语言、运动等自然能力，在 VR 环境中进行操作。计算机能根据用户的头、手、眼、语言、身体运动等来呈现对应的图像和声音。譬如，用户可以直接用手去抓取模拟环境中的物体，手部能产生抓握东西的感觉，能感受到物体的重量，被抓物体也能随手移动。

3. 想象性

想象性又称创造性，是虚拟世界的起点，丰富的想象力使设计者构思和设计虚拟世界，体现出设计者的创造思想；同时，虚拟环境可以深化联想的概念和萌芽。因此可以说虚构的外界环境可以激发人们的创造性思维，开发人类的思想构造。

> 虚构的外界环境可以激发人们的创造性思维，开发人类的思想构造。

 虚拟现实系统

（一）VR 系统的组成

一般的 VR 系统主要由专业图形处理计算机、输入输出设备、应用软件系统和数据库组成。

计算机是整个系统的心脏和发动机，负责生成虚拟世界并实现人与虚拟世界的自然交互。输入、输出设备是用以识别用户的输入指令，并实时的产生反馈信息。常见的设备包括数据手套（用于手势输入），三维声音系统（用于语音交互）等。应用软件则负责在虚拟世界中生成物体的几何模型、物理模型、运动模型以及 3D 虚拟立体声，同时还起到建立与管理模型管理技术、实时显示技术以及虚拟世界数据库等等。数据库是存放整个虚拟世界中所有物体全部信息的载体。

（二）VR 系统的实现形式

VR 技术根据物理实现形式可分三种[3]：

1. 桌面式

用计算机的集成器以及另外的台式显示屏来呈现虚拟的情境,该方法成本最低。

2. 大屏幕式

即采用弧形宽屏幕、环形屏幕甚至全封闭的半球形屏幕,该方法视野大,使用者完全融入虚拟环境中。虚拟效果接近完美,但成本较高。

3. 头盔式

是上两个方式的结合,是最常用的实现形式,使用最广泛。利用头盔将观察对象拉近到当事人眼前,头盔上安装立体声系统和各种控制装置,将当事人同周围现实环境隔离。

三　虚拟现实在心理治疗领域的研究进展

随着 VR 技术的不断普及和应用,VR 为心理治疗提供了崭新视角,越来越多的临床心理学者开始尝试在心理治疗中运用 VR 技术。VR 技术具备多通路、灵活可控的刺激源,允许患者在计算机模拟的环境中体验与交互,而且虚拟情境在很多情况下比真实情境更容易获得,也更安全,使得研究摆脱了现实情况的

限制,且对变量具有更大的可控性,因而相比于传统治疗更有优势。以下概述 VR 技术运用于心理治疗领域的国际最新研究进展:

（一）焦虑障碍

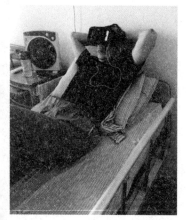

焦虑症患者进行 VR 平衡心理治疗

焦虑障碍(anxiety disorder)的患者通常会体验到紧张、担忧和恐惧等不良情绪。暴露疗法已被证实是治疗焦虑障碍最有效的方法之一。近年来,研究者将 VR 技术和暴露疗法结合起来,称之为 VR 暴露疗法(virtual reality exposure therapy, VRET),呈现模拟的暴露场景供患者体验、交互。即使用 VR 手段,制定特定的虚拟情景并将患者暴露其中,从而引发其焦虑,达到治疗焦虑障碍的目的。当患者出现不适时可

以立即停止，且整个过程的其他现实参与者很少（可以通过虚拟人物实现），有利于保护患者隐私，并避免了真实暴露场景中不可控因素造成的伤害。VR 暴露疗法在刺激种类、刺激强度等方面都表现出更大的可控性。

1. 社交焦虑障碍

社交焦虑障碍（social anxiety disorder）的基本特征是一种对社交情境的显著或强烈的害怕或焦虑。Pan 等人（2012）使用 VR 暴露疗法治疗 36 名社交焦虑障碍患者，让他们参与到 5 个虚拟人物的派对中并由浅入深地与他人交流，被试的社交焦虑问卷得分、皮肤电导和心率等生理指标记录显示其焦虑水平得到有效缓解[5]。Anderson 等人（2013）使 97 名社交焦虑障碍患者暴露在各自焦虑等级的虚拟环境下直到焦虑消失，实验结果发现，VR 暴露疗法能有效治疗社交焦虑症[6]。

2. 特定恐惧症

特定恐惧症（specific phobia）指没有明确理由地对特定物体（或场合）感到恐惧，如怕接近某种特殊动物、怕高（恐高症）、怕飞行（飞行恐惧症）、怕封闭的空间（幽闭恐惧症）等。Pitti 等人（2015）将 99 例广场恐惧症患者分为帕罗西汀联合认知行为治疗组、帕罗西汀联合认知行为治疗和 VR 暴露治疗组，以及单纯帕罗西汀治疗组，发现药物治疗联合认知行为治疗和 VR 暴露治疗组的疗效更好，VR 暴露治疗组面对恐怖刺激时有更大的改善[7]。Rus-Calafel 等人（2013）将 15 名飞行恐惧症患者分为想象暴露疗法组和 VR 暴露疗法组，经过 6 次治疗后两组的焦虑水平均下降，且在六个月的随访中，接受 VR 暴露疗法的患者的飞行焦虑持续下降[8]。Ferrand 等人（2015）使用认知行为疗法和 VR 技术治疗飞行恐惧症，发现 145 名受试者经过治疗后飞行焦虑水平显著下降[9]。Shiban 等人（2015）使用 VR 暴露疗法治疗 58 名蜘蛛恐惧症患者，发现在多刺激的暴露下，患者具有良好的短期和长期疗效[10]。

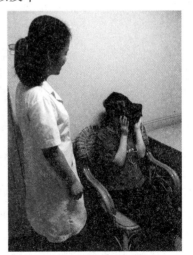

医生在为恐惧症患者进行 VR
平衡心理治疗

使用 VR 技术治疗特定恐惧症能够避免患者在真实场景中受到伤害。根据患者的实际情况建立适合其治疗的情境及方法,更加高效,有助于其增强自信,能够更好地消除患者的焦虑及逃避行为,也更容易被患者接受。

(二)创伤后应激障碍

创伤后应激障碍(post-traumatic stress disorder, PTSD)是指个体在经历突发性、威胁性或灾难性生活事件后引起的延迟出现和长期持续存在的精神障碍。传统的心理治疗技术难以使个体遭受的创伤和灾难重现,患者只能对当时的情景进行回忆和想象,同时患者因为紧张、害怕,可能会隐瞒事实真相甚至逃避回忆,以至疗效不佳。

VR技术让患者通过长时间或反复接触应激情境,在一个相对安全的环境中分等级呈现,暴露创伤相关的反应(痛苦的记忆、生理反应、行为反应),由低到高地克服创伤情境,使患者不断习得应付技巧并适应应激情境,最终能够正确区分安全情境和危险情境,更迅速有效地减少症状。Mclay 等人(2012)通过开发和应用 VR 暴露疗法治疗 42 名患有 PTSD 的现役军人,取得了良好的疗效,并且后续随访显示患者病情保持稳定[11]。Rothbaum 等人(2014)研究 156 名患有 PTSD 的伊拉克和阿富汗战争的退伍军人,在 6 次 VR 治疗后,患者的 PTSD 症状明显减轻[12]。Mclay 等人(2017)研究 85 名患有 PTSD 的参加过伊拉克和阿富汗战争的现役军人,在 9 周的治疗后,VR 暴露疗法和控制暴露疗法(control exposure therapy, CET)均能减轻PTSD 症状[13]。很多现役军人愿意接受 VR 治疗而拒绝传统谈话治疗,是因为怕谈话内容被同事和上级知道而影响自己职业发展。VR 治疗可以保护隐私,这也是其独特价值所在。

(三)进食障碍

进食障碍(Eating Disorder, ED)是以进食行为异常为显著特征的一组综合征,主要包括神经性厌食症和神经性贪食症。对患者身体图像干预能有效治疗进食障碍,然而传统的心理疗法缺乏针对身体图像的治疗,VR 技术却能弥补这一缺憾,它能在治疗过程中为患者提供可操作、可控制的身体图像治疗方案。Marco 等(2013)将 34 名厌食症女性患者随机分到实验组和参

VR 技术让患者由低到高地克服创伤情境,使其不断习得应付技巧并适应应激情境,最终能够正确区分安全情境和危险情境,更迅速有效地减少症状。

VR 技术在治疗过程中为进食障碍患者提供可操作、可控制的身体图像治疗方案。

照组,使用 VR 技术生成 5 个虚拟环境区域以配合实验组的治疗。结果显示,实验组治疗效果显著优于参照组,显著改善了自我形象紊乱问题[14]。MR de Carvalho 等人(2017)筛选出 19 篇使用 VR 治疗神经性贪食症和暴食症的文献,部分研究使用与认知行为技术有关的基于 VR 环境的治疗,研究显示患者在改变动机、自尊、身体形象紊乱以及减少暴食具有潜在功效[15]。VR 技术不仅给进食障碍的治疗提供了更便利的操作性,还带来了更佳的治疗效果。

(四)自闭症

自闭症患者以语言障碍、人际交流障碍和重复性刻板行为这三个主要症状为特征。VR 技术由于能够借助数字化方式生成安全、重复、多样化的虚拟环境,因而在自闭症的研究与干预上发挥着重要作用。Maskey 等人(2014)的研究显示,在模拟真实环境的虚拟世界中,自闭症患者能够较为迅速地克服恐惧,学会用眼睛注视等方式与虚拟环境互动和交流,经过这种学习和训练,所达到的效果可转移到现实环境中,从而显著改善其社交等相关技能[16]。Didehbani 等人(2016)研究 30 名自闭症谱系障碍儿童,在接受 VR 社会认知训练后,发现患儿的情绪识别、社会归因和类比推理的执行功能有所改善[17]。相对于在真实环境中学习治疗,VR 还具有一些独特的优势,如:可以有选择性地去除复杂的难以理解的刺激,可以利用短暂休息来控制时间,向被试澄清在互动过程中的变量;还可以用轻松的娱乐方式来进行学习训练,如 VR 技术可以和音乐治疗结合,治疗自闭症患者,提高患者的交流和互动水平。

> VR 技术由于能够借助数字化方式生成安全、重复、多样化的虚拟环境,因而在自闭症的研究与干预上发挥着重要作用。

(五)精神分裂症

精神分裂症(schizophrenia)是一组病因未明的重性精神病,临床上往往表现为症状各异的综合征,涉及感知觉、思维、情感和行为等多方面的障碍以及精神活动的不协调。很多精神分裂症病患抵触进行纸笔形式的实验,却享受使用 VR 设备,并且在实验中表现得相当配合。Smith 等(2015)让 32 名精神分裂症患者使用 VR 面试培训程序,治疗结束后 6 个月,很多被试都能成

> VR 技术开发的社会技能培训简单易用,可以有效提高精神分裂症患者的社会功能及自我效能感。

功找到工作[18]。VR 技术开发的社会技能培训简单易用,可以有效提高精神分裂症患者的社会功能及自我效能感。

四 虚拟现实与平衡心理治疗

(一)VR 技术应用于平衡心理治疗的优势

行为治疗是以减轻或改善患者的症状或不良行为为目标的一类心理治疗技术的总称。暴露疗法作为行为治疗的方式之一,具有针对性强、疗程短、见效快等特点。暴露疗法是用来治疗恐惧和其他负性情绪反应的一类行为治疗方法,它通过细心的控制环境,引导求助者进入有助于问题解决的那些情境中;通过让患者长时间暴露于导致其症状出现的刺激中,使得患者产生适应过程而消除症状,并改变对刺激的感知和认识,建立新的行为模式。传统的暴露疗法分为实景暴露和想象暴露,但是无论是实景暴露和想象暴露都有一定的局限性。实景暴露往往实施起来难度较大,并且有一定的危险性;想象暴露需要患者有良好的想象力,若个体想象力较差则往往无法达到很好的浸润效果,会影响到治疗的效果。为了能够在暴露疗法中呈现较完善的暴露场景,往往需要 VR 对特定应激场景加以呈现,促成了 VR 技术与暴露疗法相结合[2]。

平衡心理治疗"动、变、等、定"的本质要求其必须紧跟时代的步伐,与时俱进,古为今用的同时不忘推陈出新。在心理治疗中,治疗师常常从情绪、行为、事件或者关系入手,深入到高级认知层面与潜意识层面,但无论是聚焦于当下还是关注于过去经历,对于经历的解构和重建都是非常重要的治疗手段。因此,VR 这种新科技手段可以提供一种交互的、沉浸的方法,参与到个人经历的解构与重建过程中去。这就突破了以往心理治疗技术的局限性,具有很多独特的优势。VR 技术应用于平衡心理治疗,具有逼真的现场感和趣味性,可控的、个性化的训练环境,同时具备隐秘性和安全性强等优势[4]。

VR 技术应用于平衡心理治疗,具有逼真的现场感和趣味性,可控的、个性化的训练环境,同时具备隐秘性和安全性强等优势。

1. 逼真的现场感和趣味性

VR 这种"沉浸感"超强的替代体验有极其逼真的现场感,常常让患者忘记他们是在做治疗,可以使患者的行为处于一种"自然"状态,在经验训练中自然而然地恢复身心灵的平衡、知情意的平衡、单胺递质的平衡,乃至个人—家庭—社会的平衡;自然地表达也更有利于治疗师深入考察患者个体的典型行为。VR系统中的具体环境和情节更具趣味性,能避免让用户感到单调乏味,从而提高他们的参与度。

2. 可控的、个性化的训练环境

相比于现实,VR可以设计,因而更具可控性。在系统中包含因素的数量、速度以及刺激呈现的排列顺序等方面,可以根据临床和研究的具体需求进行调整;可以根据难度和挑战性的不同,将刺激分为不同等级,如由简单到复杂,反复予以呈现;同时也可依照患者的反应变量的波动及时调整治疗方案。在运用VR技术进行治疗的过程中,可根据评估、训练、讨论或任何其他原因随时中止,从而获取不同形式的现场反馈。

3. 隐秘性和安全性强

传统疗法一直存在一个问题,即患者可能因为掩饰、紧张、保密等各种因素,刻意隐瞒问题,增加治疗难度。在虚拟世界中,这一情况将大为好转,因为患者会不知不觉地把各种问题呈现出来。在模拟高度危险或极具挑战性的情境时,VR技术能表现出得天独厚的安全性。用户能通过体验错误提升学习能力,察己不足,减少失误导致的伤害,还可以放心尝试,反复学习。

> 在模拟高度危险或极具挑战性的情境时,VR技术能表现出得天独厚的安全性。

(二) VR 技术应用于平衡心理治疗的困难和挑战

平衡心理治疗强调心身的多维度平衡,将VR治疗运用于平衡心理治疗中要求治疗师能创造性地掌握和利用先进的VR技术,设计适合患者的方案,帮助其领悟自己心理问题的症结所在,表达情绪,释放压力,放松心理和身体,从而达到身与心的和谐统一。

VR技术作为一个新兴手段,在平衡心理治疗中的应用仍存在一些困难和挑战:

(1) 技术层面,包括头盔式显示器、图形眼镜、立体声耳机、跟踪系统、三维空间传感等硬件设备的配备和升级,以及软件的设计和开发等,都有很大的发挥空间,有待进一步的完善。

(2) 对治疗师的要求,对治疗师运用VR的能力要求比较高,治疗师必须具备一定的计算机操作和设计能力,并且在治疗中要随时根据患者的情况调整虚拟情景。

(三) VR 平衡心理治疗的基本步骤

(1) 筛选和确定治疗对象。排除特殊情况,如:高血压、冠心病、心瓣膜病等心血管病,支气管哮喘等严重呼吸系统疾病,脑瘤、癫痫、脑血管病等中枢神经系统疾病,甲状腺疾病等内分泌疾病,老人、儿童、孕妇及各种原因所致的身体虚弱者等。

(2) 签订《VR 平衡心理治疗协议》。治疗师向患者讲解 VR 平衡心理治疗的原理、过程及预期效果。患者和家属须充分了解并自愿接受该疗法,治疗计划中所有细节应该都是经患者及家属事前明确认可的。治疗师应本着严肃认真的态度对治疗全过程负责,对患者求治的最终目的负责。如患者及家属在治疗的任何阶段执意要求停止治疗,治疗均应立即停止。

(3) 治疗准备工作,包括设计与确定治疗方案,确定治疗场地,准备应急药品等。

(4) 实施 VR 平衡心理治疗。

(5) 疗效评估,并根据患者反馈调整方案,如对治疗难度的增减、时间的调整、方案的升级等。

(6) 治疗中患者若出现通气过度综合征、晕厥或休克等情况,应立刻停止治疗,并对症处理。

(四) VR 平衡心理治疗的展望

VR 技术的进步为心理治疗带来了变革性的发展,越来越多的临床心理学者开始尝试在心理治疗中运用 VR 技术,模拟自然事件和社会互动。VR 技术可提供逼真的临场感,相比于传统的想象暴露更有利于患者全身心投入治疗,让患者在虚拟世界里面对现实世界中不愿意面对的心理问题,充分表达自己的情绪,实施自己的行为,与环境中对象自然交互,并将治疗的效果迁移到现实世界中去,从而实现心理治愈。

然而,VR 在心理治疗领域的研究还比较少,涉及的范围亦不广泛,样本量较小,仍需更多的实验来验证,并制定出标准化的治疗方案。如何将人工与真实经验的差别不断缩小? 如何降

如何将尚处于起步阶段的 VR 技术与传统心理治疗方式紧密结合,也正是平衡心理治疗需要不断探索的。

低技术成本？如何设计适合患者的方案？如何让患者更自然地把在虚拟世界中获取的人工经验迁移到现实中，以获得理想的治疗效果？随着 VR 技术的不断发展，这些都是面临的机遇与挑战。而如何将尚处于起步阶段的 VR 技术与传统心理治疗方式紧密结合，也正是平衡心理治疗需要不断探索的。

相信随着科技的不断发展，将会有更多更加成熟的 VR 系统能够应用到心理治疗领域中来，为广大心理精神疾病患者带来福音。

参考文献

[1] Riva G，Botella C，Geron P，et al. Cybertherapy：Internet and virtual reality as assessment and rehabilitation tools for clinical psychology and neuroscience[M]. Amsterdam：IOS Press，2004.

[2] 王雪，王广新.虚拟现实暴露疗法在心理治疗的应用研究综述[J].心理技术与应用，2014，12：12 - 18.

[3] 柳菁.虚拟现实技术应用于心理治疗领域的最新进展[J].心理科学，2008，31（3）：762 - 764.

[4] 李涛.心理治疗技术的新发展：虚拟现实及其应用[J].陕西师范大学学报（哲学社会科学版），2005，34（2）：118 - 122.

[5] Pan X，Gillies M，Barker C，et al. Socially Anxious and Confident Men Interact with a Forward Virtual Woman：An Experimental Study[J]. Plos One，2012，7（4）：e32931.

[6] Anderson P L，Price M，Edwards S M，et al. Virtual reality exposure therapy for social anxiety disorder：A randomized controlled trial[J]. Journal of Consulting & Clinical Psychology，2013，81（5）：751 - 760.

[7] Pitti C T，Peñate W，De l F J，et al. The combined use of virtual reality exposure in the treatment of agoraphobia[J]. ActasEspanolas De Psiquiatria，2015，43（4）：133.

[8] Rus-Calafell M，Gutiérrez-Maldonado J，Botella C，et al. Virtual reality exposure and imaginal exposure in the treatment of fear of flying：a pilot study[J]. Behavior Modification，2013，37（4）：568 - 590.

[9] Ferrand M，Ruffault A，Tytelman X，et al. A Cognitive and Virtual Reality Treatment Program for the Fear of Flying[J]. Aviation Space & Environmental Medicine，2015，86（8）：723 - 727.

[10] Shiban Y，Schelhorn I，Pauli P，et al. Effect of combined multiple contexts and multiple stimuli exposure in spider phobia：A randomized clinical trial in virtual reality[J]. Behaviour Research & Therapy，2015，71：45 - 53.

[11] Mclay R N，Graap K，Spira J，et al. Development and testing of virtual reality exposure

therapy for post-traumatic stress disorder in active duty service members who served in Iraq and Afghanistan[J]. Military Medicine, 2012, 177(6):635 - 642.

[12] Rothbaum B O, Price M, Jovanovic T, et al. A Randomized,Double-blind Evaluation of D-cycloserine or Alprazolam Combined with Virtual Reality Exposure Therapy for Posttraumatic Stress Disorder (PTSD) in Iraq and Afghanistan War Veterans[J]. American Journal of Psychiatry, 2014, 171(6):640 - 8.

[13] Mclay R N,Baird A,Webbmurphy J, et al. A Randomized, Head-to-Head Study of Virtual Reality Exposure Therapy for Posttraumatic Stress Disorder[J]. Cyberpsychology Behavior & Social Networking, 2017, 20(4):218.

[14] Marco J H, Perpiñá C, Botella C. Effectiveness of cognitive behavioral therapy supported by virtual reality in the treatment of body image in eating disorders:one year follow-up[J]. Psychiatry Research, 2013, 209(3):619 - 625.

[15] deCarvalho M R, Trs D, Duchesne M,et al. Virtual Reality as a Promising Strategy in the Assessment and Treatment of Bulimia Nervosa and Binge Eating Disorder: A Systematic Review[J]. BehavSci, 2017, 7(3):43.

[16] Maskey M, Lowry J, Rodgers J, et al. Reducing Specific Phobia/Fear in Young People with Autism Spectrum Disorders (ASDs) through a Virtual Reality Environment Intervention[J]. Plos One, 2014, 9(7):e100374.

[17] Didehbani N,Allen T, Kandalaft M, et al. Virtual Reality Social Cognition Training for children with high functioning autism[J]. Computers in Human Behavior, 2016, 62(C): 703 - 711.

[18] Smith M J, Fleming M F, Wright M A, et al. Virtual reality job interview training and 6-month employment outcomes for individuals with schizophrenia seeking employment[J]. Schizophrenia Research, 2015, 166(1—3):86 - 91.

（汪天宇　张文瑄　黄河　袁勇贵）

第十一章

认知行为治疗在平衡心理治疗中的运用

认知行为疗法是基于认知行为模型建立的一种以目前问题取向的、短程的、结构式的心理治疗方法。

病人与治疗师合作，识别与目前症状、情绪状态和/或问题解释有关的情感、信念和想法的类型和作用；学会识别、监控和消除与靶症状/问题有关的错误想法和信念；学习一整套针对目标想法、信念和/或问题的应对技巧。

认知行为治疗和平衡心理治疗的概念和特点比较

(一)认知行为治疗的历史

行为治疗是基于实验心理学成果的一门技术,用于帮助患者消除或建立某些行为,从而达到治疗目的。行为疗法的理论来源主要包括经典条件反射理论、操作性条件反射理论和社会学习理论三个方面。

认知治疗起源于 1950 年代中期, Albert Ellis, Ph. D. 创立 Rational Emotive Therapy,并将 ABC 模式修饰为 A—B—C—D—E。1990 后 Ellis 将其修改为理性情绪行为治疗(REBT)。19 世纪 60 年代,Aaron Beck, M. D. 进一步发展了认知治疗,认知行为疗法(CBT)创立的标志是他分别于 1976 年和 1979 年发表的《认知疗法与情绪障碍》和《抑郁症的认知治疗》。19 世纪 80 年代,David Burns, M. D. 的畅销书《Feeling Good》使认知行为疗法被世人所熟知,认知行为治疗形成研究与应用的热潮。美国心理学会在 19 世纪 90 年代向 Aaron Beck, M. D. 颁发心理学应用杰出贡献奖,标志着认知行为疗法地位的正式确立。

(二)认知行为治疗的概念与特点

1. 认知行为治疗的概念

① 认知(cognition):一个人对一件事或某对象的认识和看法。包括对自己的看法,对他人的看法,以及对环境的认识和对事物的见解等。

② 认知治疗(cognitive therapy):属于心理治疗的方法之一,同时也是心理治疗的一种理论取向。在理论上,认知治疗乃是基于一种假设:一个人的想法(认知)决定其情绪以及行为。

③ 认知行为疗法(cognitive-behavior therapy):是基于认知行为模型建立的一种以目前问题取向的、短程的、结构式的心理治疗方法。病人与治疗师合作,识别与目前症状、情绪状态和/或问题解释有关的情感、信念和想法的类型和作用;学会识别、

病人与治疗师合作,识别与目前症状、情绪状态和/或问题解释有关的情感、信念和想法的类型和作用;学会识别、监控和消除与靶症状/问题有关的错误想法和信念;学习一整套针对目标想法、信念和/或问题的应对技巧。

监控和消除与靶症状/问题有关的错误想法和信念；学习一整套针对目标想法、信念和/或问题的应对技巧。

2. 认知行为治疗的特点

① 基于认知模型和教育模型，教会患者成为自己的治疗师，以防止复发。教导患者认识其障碍的本质和过程，治疗的过程，认知模式，帮助目标设定，评价和评价想法，制定行为改变计划，如何实施计划，鼓励定下学到的重要想法等。

② 具有清晰、明确、可观测和可把握的治疗目标。

③ 治疗过程简短，时间限定明确。

④ 建设性的治疗联盟：心理治疗师和来访者之间要相互合作，积极参与到治疗全程，并有着共同的治疗联盟。治疗师的作用是倾听、教育和鼓励，病人则是表达关注、学习与实践所学的东西。

⑤ 苏格拉底式方法（Socratic Method），在与来访者的讨论与问答中用剥茧抽丝的方法，使来访者逐渐了解自己的无知，而发现自己的错误，建立正确的认知。

⑥ 结构化：固定格式使患者更理解治疗的过程；增加治疗结束后患者自我治疗的可能性；聚焦于患者最重要的问题；最大限度利用治疗时间。

⑦ 使用家庭作业。

（三）认知行为治疗与平衡心理治疗的关系

认知行为治疗是平衡心理治疗中的一部分，但不是平衡心理治疗理论基础的全部。平衡心理治疗囊括的理论基础更宽广，是一个整合的、基于东方传统文化的疗法。平衡心理治疗过程中，也会基于认知模型，给予患者教育，会设立明确的目标，设定明确的治疗时间，注重治疗联盟的建立，注重治疗关系在治疗中的作用，会借鉴苏格拉底式的提问方式，以期来访者认知的改变，并以平衡的观点看待事物；把握事物之间、人与人之间、内心世界与外在世界之间关系的协调；度的把握也很重要，包括对事物的看法、做事情的分寸。

平衡心理治疗注重结构化的过程，但是没有认知行为治疗那么严格，也会借鉴个案概念的技巧，聚焦于心理问题本身，并

认知行为治疗是平衡心理治疗中的一部分，但不是平衡心理治疗理论基础的全部。

期望提高治疗效率,帮助患者在治疗结束后能够自我完善、自我疗愈。

 ## 认知行为治疗与平衡心理治疗的基本理论比较

(一)认知行为治疗的基本理论

认知行为治疗的基本理论的主要概念包括:自动思维、认知歪曲/错误和图式/核心信念。

1. 自动思维

是指在意识层面下出现的大量想法,比如神经衰弱者,想法大量涌现,适应不良,能导致痛苦的情绪反应和行为失调。自动思维具有私密性,虽没有说出口,但是会快速出现,往往在具体的情景会激发自动思维的出现;其中重要线索是强烈的情绪反应,比如抑郁时自动思维主题——无望、低自尊、失败等;焦虑时自动思维主题——预期危险、伤害、不可控、无能力应对威胁等。

2. 认知歪曲/错误

认知中存在错误的、不合理的、片面的或偏执的成分,常见于情绪障碍患者。主要类别有:

① 主观推断(Arbitrary inference):在缺乏证据的情况下得出结论。

② 选择性概括(也称忽略证据或心理过滤器):得到小部分信息后就得出结论。

③ 过度概括:就一项或更多孤立的事件得出一项结论,然后再把这项结论不合逻辑地推广到很多领域的活动。

④ 两极性思维(非此即彼、绝对化):全好或全坏,一无是处或完美无缺。

⑤ 个人化:在基本没有根据的情况下,认为外部事件与自己有关。对消极事件过分地承担责任或感到自责。

⑥ 过分夸大或过分缩小:一种特征、一件事情或一种感觉被夸大或缩小。

> 认知中存在错误的、不合理的、片面的或偏执的成分,常见于情绪障碍患者。

需要注意的是:不同类别的认知错误之间存在着大量的重叠。治疗师通常会告诉患者,最重要的目标是简单地认识到他在犯认知错误,而不是识别出在逻辑上发生的每一个错误。

3. 图式/核心信念

用于信息加工的模板和规则,是相对持久的认知结构。它在早年发展中获得并被很多生活经验所影响,主张逻辑错误导致个体体验到情绪问题。分类包括:

① 简单图式:与环境的物理性质有关的规则,日常活动的实际管理规则。如"暴风雨来了要找地方躲避"。

② 中介信念和假设:是条件性规则,会影响自尊和情感调节。如"如果……就……"的陈述;"我必须完美才能被别人接受";"如果我努力工作,我就能成功"等。

③ 自我的核心信念:与自尊相关的,用于解释环境信息的整体或绝对的规则。如"我是一个失败者"、"没有人会喜欢我"。

(二)认知行为治疗与平衡心理治疗的关系

认知行为治疗中关于认知的基本理论都是在阐述人们在心理冲突中出现的一些不良认知,以及这些不良认知对心理状态和情绪状态的影响。平衡心理治疗(BPT)阐述了一个可行的认知方向,而平衡是一个相对概念,属于哲学范畴。从基本理论的角度看,两种疗法都与认知相关,认知行为治疗的重点在于帮助来访者认识到心理冲突中的不良认知,并且重塑认知;而在平衡心理治疗中给出了一个新的认知模式,那就是平衡心理,而且其有着自己"动"、"变"、"等"、"定"的特点:① 一切事物都是在变化之中,平衡的状态也是流动的。要让来访者明白,如果自己没有"动"的观念,容易形成陈旧的想法,从而内心产生冲突。② 平衡的变化始终存在,在思想与事物的系统中,一方有变,另一方也会发生变化,在变化中才能保持平衡。在平衡心理治疗中我们需要让患者明白这种变化的规律。比如在夫妻关系中,丈夫或妻子的一方不断努力进取,在工作事业上越来越成功,眼界和看法发生变化,而另一方若始终停滞不前,还是用老眼光看对方,夫妻双方就容易产生冲突。停滞不前的一方如果看到平衡中的变化,冲突就有了转机,但如果只是把自己想成弱势的一方,而看不到这平衡中的变化,夫妻冲突就会加深。③ 在平衡的规律中还有均等的特点,要让来访者明白:得到的和失去的有某种对等、付出和回报有某种对等,这种对等的平衡是普遍的规律。认识平衡对等的规律让来访者更清晰看清得失,心态也会更稳定。平衡对等规律可以进一步解释平衡的稳定性。④"定"也是平衡的特点,心理平衡保持内心的稳定,有了稳定性即可减少内心冲突,减少以此带来的情绪波动和行为改变。

认知行为治疗在平衡心理治疗中的应用

(一)行为治疗在平衡心理治疗中的应用

主要的行为治疗技术几乎都可以应用在平衡心理治疗中,其具体包括:行为激活、饼图技术、行为实验、重新归因、应对策略列表、连续性标定、行为活动日程表、暴露、角色扮演等。

1. 行为激活

行为激活中行为回避是行为激活治疗的核心,激发活动发生改变会给积极行动注入希望。通常在治疗前期及维持阶段使用行为激活。行为激活更为注重行为的功能(即改善情绪),而不是形式。

回避行为是基于企图阻止、避免或减少负性事件或刺激的行为。行为激活技术使用必须建立在良好的治疗关系基础之上,而且做什么由来访者决定,来访者选择愿意做出的改变,治疗师帮助来访者准备开始行为激活,并注重来访者的感受和反馈,逐步推进行为激活。

2. 饼图技术

饼图技术是让患者通过图表的形式整理分析自己的想法。其作用是帮助患者树立目标并进行重新归因,从而确定对已有结果承担自己应尽的责任。饼图实施包括:

① 建立目标:当患者难以确定目标时,通过描述其理想和实际的时间安排图来建立目标;

② 确定责任:让患者通过图表看到一个已知结果的可能原因。

行为激活更为注重行为的功能(即改善情绪),而不是形式。

3. 行为实验

行为实验属于经验性学习，是认知行为治疗和平衡心理治疗中有力的策略，即检验思维的有效性，构建新的适应性的信念，检验平衡认知有效性。行为实验可以在治疗室或家庭作业中完成，或基于试验或观察来检验平衡心理的有效性。

（二）认知行为治疗在平衡心理治疗中的应用

认知行为治疗主要技术方法包括：治疗关系建立，评估，病例解析，制订治疗计划，心理教育，苏格拉底式提问，自动思维日记，情绪监控表，应对策略列表，重新归因行为实验，饼图法，地图法，行为活动日程表，连续性标定同，成本-效益（利弊）分析，现实检验，角色扮演，反馈技术，复发征兆等。

认知行为治疗技术应用于平衡心理治疗的主要流程包括：

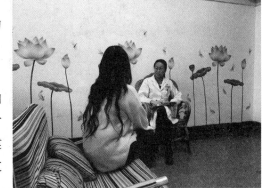

徐治医师正在进行心理治疗

1. 平衡奠基石

了解基本情况，建立信任关系，相当于认知行为治疗中治疗联盟的建立。治疗关系建立时的破冰效应、病人的信任、来访者自愿原则，是建立良好医患关系的基础，是一个疗法是否能见效不可或缺的根本。

2. 平衡领悟会

情绪情感是人们对客观事物是否符合自身需要的态度的体验，是与人的社会性需要相联系的主观体验。在认知行为治疗中体验情绪叫作情绪识别。这个过程是要通过生动的叙述，如讲述平衡概念、讲故事（成功案例、哲理故事）、解读平衡箴言等方式，启发来访者领悟自己心理问题的症结所在。这是自我认知的过程。

3. 平衡症状分析

具体分析；剖析失衡原因；提高患者自信。有学者认为，平衡式的人生主要包括六个方面：家庭、事业、财富、朋友、健康和成长。六个方面重要程度一致，缺少任何一方面，都可能导致身心的失衡。平衡症状析给认知行为治疗的应用提供了一个新的

平衡式的人生主要包括六个方面：家庭、事业、财富、朋友、健康和成长。

角度,可以从人生的六个角度入手。

4. 平衡心得志

无论你是为了考试而复习,还是为了减肥而锻炼,有一点是共同的:必须进行有效的训练,包括一系列有效的重复动作和循序渐进的努力。心理训练也是如此,患者需要完成家庭作业,填写平衡反馈单,以更好地建立治疗目标、梳理治疗心得、加深自我分析、表达治疗信心。在认知行为治疗中问题解决和行为反馈与平衡心得志中的建立目标、努力实施、获得信心是一致的。

5. 平衡放松术

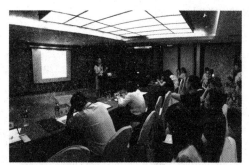

徐治医师讲授平衡心理治疗的理论构思与实践

不同的来访者最适合的放松术可能并不一样,是因人而异的,一般包括动态与静态两部分。平衡放松术也是一种行为治疗。

有效借鉴认知行为治疗可以更好地发展平衡心理治疗。认知行为治疗的特点是概念明晰,可操作性强,将认知行为治疗运用于平衡心理治疗中,结合平衡心理的基本理论整合借鉴认知行为治疗的特点,可以拓展治疗理念,更有效地实施平衡心理治疗技术。

参考文献

[1] 葛楚英.平衡学[M].湖北:湖北人民出版社,2013.

[2] 葛楚英.平衡:人类生存之路[M].湖北:湖北人民出版社,2006.

[3] 梁瑞华,毛富强,赵朋,等.内观认知疗法对大学生心理因素的影响研究:情感平衡、领悟社会支持和容纳他人[J].中国行为医学科学,2008,17(12):1106-1108.

[4] Robert L. Leahy著,张黎黎等译.认知治疗技术:从业者指南[M].北京:中国轻工业出版社,2005.

(徐治　袁勇贵)

第十二章

叙事心理治疗在平衡心理治疗中的运用

　　叙事心理治疗是指治疗师通过倾听来访者的故事，运用适当的方法，帮助来访者找出遗漏片段，使问题外化，从而引导其重构积极故事，以唤起其发生改变的内在力量的过程。

　　叙事心理治疗将关注的焦点集中于问题本身而非来访者自己。通过改写来访者的叙述，可以帮助来访者获得新的观点和体验，以重新建构新的生活意义。近年来，我国叙事心理治疗的发展如火如荼，将这种新兴的心理治疗实践与建立在东方哲学体系上的平衡心理治疗相结合，能产生良好的治疗效果。

叙事心理治疗兴起于 20 世纪 80 年代,理论主要来源于后结构主义、社会建构论和以福柯为代表的后现代思潮。它的创始人是澳大利亚临床心理学家 Michael White 和 Chery White 夫妇及新西兰的 David Epston。叙事心理治疗将关注的焦点集中于问题本身而非来访者自己。通过改写来访者的叙述,可以帮助来访者获得新的观点和体验,以重新建构新的生活意义。近年来,我国叙事心理治疗的发展如火如荼,将这种新兴的心理治疗实践与建立在东方哲学体系上的平衡心理治疗相结合,能产生良好的治疗效果。

 叙事心理治疗的概念

(一)叙事心理治疗的定义

叙事心理治疗是指治疗师通过倾听来访者的故事,运用适当的方法,帮助来访者找出遗漏片段,使问题外化,从而引导其重构积极故事,以唤起其发生改变的内在力量的过程[1]。叙事心理治疗有广义和狭义之分,广义的叙事心理治疗是指以后现代叙事思想为理论指导的心理治疗理论与实践;狭义的叙事心理治疗则特指由澳大利亚临床心理学家 Michael White 和 Chery White 夫妇及新西兰的 David Epston 提出的叙事心理治疗理论和模式。本文集中对狭义的叙事心理治疗进行介绍。

(二)叙事心理治疗的心理疾病观

叙事心理治疗不把来访者带来的问题看作是来访者的人格组成部分,即把"问题"和"人"分开,认为"内化"是问题产生的原因,即通过认知将外部事物转化为内部思维的过程[2]。传统的心理治疗将生活的负性事件归结于人,治疗师的目标是帮助或代替来访者"去掉"问题,而叙事心理治疗是治疗师与来访者一起探讨如何解决人与问题之间的关系。

叙事心理治疗是治疗师与来访者一起探讨如何解决人与问题之间的关系。

(三)叙事心理治疗的治疗关系

叙事心理治疗主张和谐共生,治疗师不应当是来访者"除

掉"问题的工具,而应是来访者生活故事的参与者[3]。治疗师会
对来访者所困扰的问题提出一个拟人化的称谓,这样可以避免
特定的疾病名词给病人带来的压力和不良情绪。

　　主流的文化是权威中心的,这一点直到今天仍具有相当的
适用性。心理专家似乎可以决定来访者是否正常。叙事心理治
疗创始人 White 认为这种"正常化"的治疗方式不利于发挥来访
者的主观能动性,因此,White 试图通过一种"非正常化"的方
式,发现、尊重并提升来访者对其生活独特的知识和技能[4]。因
此,叙事心理治疗中,治疗师并不是以"专家"自居,而是通过无
条件的倾听,让来访者或来访者家庭的故事自然展开,形成独特
的主题,并丰富来访者的生活意义。

(四) 叙事心理治疗的治疗目标

　　叙事心理治疗的目的是帮助来访者看到其问题故事中的
"例外事件",即与问题不同的异常事件,重新理解来访者的故
事,形成新的叙事。

　　在叙事心理治疗的过程中,来访者能在一个受尊重、被接纳
和理解的氛围里叙说和重构故事。通过回溯过往的经验、重新
认识和了解自我,调整心态,开始以新的眼光和角度来看待以往
的事件,重新面对自己、接纳自己[5]。

> 在叙事心理治
> 疗的过程中,来
> 访者能在一个
> 受尊重、被接纳
> 和理解的氛围
> 里叙说和重构
> 故事。

(五) 叙事心理治疗与社会建构论

　　叙事心理治疗的基础是社会建构论。社会建构论认为心理
现象是一种社会文化的、语言的建构。建构主义的理论认为,人
不是一块"白板",机械地接受外部经验,而是把符号所代表的新
的概念纳入原有的认知结构中。在叙事心理治疗中,来访者所
叙述的故事使人们的经验得以一贯和连续。通过来访者叙述他
们的真实经历,了解他们的内心世界。换言之,叙事给了我们通
向来访者认同的人格的入口。故事临摹生活并展示内部真实于
外部世界,但同时,故事也塑造和建构着叙事者的人格和实在。
故事是人的认同。一个故事通过生活而得以创造、叙说、修改和
再叙说[6]。

> 叙事给了我们
> 通向来访者认
> 同的人格的入
> 口。

平衡心理治疗与叙事心理治疗的对接

（一）叙事心理治疗中的动态平衡

平衡是一个相对概念，平衡不是一潭死水，是一个动态的过程，是一个有上有下、有进有出的波动过程，当一边改变时，另一边也会随之改变，静中有动，动中有静，最终达到平稳。"动"和"变"是平衡的表现，"定"是平衡的本质。

这样的动态在叙事心理治疗的实践过程中也有体现。故事并不是一成不变的，来访者所描述的问题故事使得他的生活受到主流故事（dominant story）的支配，用固有的认知模式看待周围的生活，不能把其他的事情纳入意识范围之内。治疗师认真地看待并接受这样的描述，然而同时假设这样的故事并不是来访者唯一、全部的故事。随着咨询历程的推进，来访者所关心的问题也将发生变化[7]。在这样的变化过程中使来访者重新审视原有的认知模式，用丰富的新故事代替旧故事，得到新的平衡。

同时，治疗的过程并不是一往直前的，有时也是有静止，甚至是倒退的。在治疗的过程中，切忌不可操之过急，整个治疗过程需要小心翼翼的，如果走得太快，可能会起到相反的效果。在听到来访者的叙事、来访者的独白言语时，认识到这是非常重要的信息，但是尽量不要表现出来，可以让他反复叙述这样的观点和看法。

（二）"外化"问题中的度

外化是叙事心理治疗对待"问题"的立场和策略，外化强调的是将人与问题分开，即"人"不等于问题，"问题"才是问题。问题形成的过程就是来访者将问题内化为自己的一部分，并产生消极自我认同的过程。来访者常常认为问题来源于自身，是稳定的身体的一部分。帮助来访者领悟到问题与自身的不同，就是叙事心理治疗的目标。主要的方式有运用背景、命名、改换指代方式等。

外化的过程有一些注意事项，就是要把握度的平衡。首先，命名是治疗师常用的外化问题方式，但是要注意避免使用"打

外化强调的是将人与问题分开，即"人"不等于问题，"问题"才是问题。

击"、"击败"这样的词汇,这种类似于斗争的比喻可能会造成紧张和压力,超过了度,很多细节就会被忽略了。治疗师不主动提及这样的词汇,就可以让问题不那么占据重要的地位,降低来访者的敏感性。可以使用如"摆脱问题的影响","改变问题的关系","和问题建立契约"等[2]来表达。掌握好度,运用非暴力、非敌对的相对平衡性比喻,可以使来访者放松对于问题的警惕,帮助来访者减轻问题对他们生活的影响。

"外化"问题过程中另一个度的体现在于问题多大程度上分开人和他们的行为。叙事心理治疗认为应该将"问题"和"人"分开,但治疗时应该注意,绝对不能通过外化的操作为他们开脱责任。外化的功能是为了探讨来访者哪些特定的观念、想法和做法维系着问题的存在。比如对于一个总是不能按时完成任务的人来说,仅仅给予"拖延"、"慢性子"等解释,并不能使他们完全意识到自己的问题。特定的拖延背后,可能是"对任务的抗拒"、"缺乏时间观念"、"思维缓慢"、"注意力不集中"等等。

在外化式对话中,应该充满耐心而又清晰地把握好度,把握好一种表达所带来的影响。通过这样的表达,可以使来访者能更清楚地看到问题背后的原因、特定的生活方式的根源和它的演变过程。只有当这样的外化概念既不推卸来访者的责任,也不把问题归咎于"人"时,来访者才会积极主动地采取行动。

(三)咨访关系的平衡

叙事心理治疗认为传统的治疗方法反映了治疗师和来访者的权力是不平衡的,这无形中削弱了来访者的自主能力。有学者强调人际关系在治疗师与来访者朝向变化过程中的核心作用。来自研究人类心理发展的见解中出现的两个观点必须澄清:情绪关联的人际关系构成最强大的背景,在此背景中,重要的心理改变被促进、忽视或者阻碍;在人际关系中伪装的和修改的自我关系,是个体生活体验的质量的中心[8]。

在叙事心理治疗中,治疗师和来访者的地位是平等的,治疗师的立场应该保持中立,尊重来访者,让来访者或来访者家庭的故事自然地展开,共同解决问题。在临床实践中,去专家化的理念减少了治疗师的焦虑。治疗师不需要绞尽脑汁为来访者的问

在叙事心理治疗中,治疗师和来访者的地位是平等的,治疗师的立场应该保持中立,尊重来访者,让来访者或来访者家庭的故事自然地展开,共同解决问题。

题提出指导意见,这使得治疗过程更加轻松、自如[8]。

应该注意,虽然治疗过程是来访者与治疗师共同建构的过程,但也需要掌握一个度,即限度。在一定范围之内,来访者可以自由表达和解释自己的行为方式,且治疗师处于非权威的地位。如果超过了这个"度",关系就不协调,从而阻碍心理治疗过程的顺利进行。这里有两点需要格外注意:

① 在治疗过程中,治疗师应该避免与来访者的双重关系,扮演好自己的角色。双重关系是指治疗师与来访者除了专业关系之外,还存在其他社会关系。例如,一个治疗师与某个来访者除专业的咨询关系之外,还存在师生关系。这会减弱来访者对治疗师的信任,有可能会损害治疗的客观性或效率,从而影响治疗的效果,或者直接对来访者造成伤害。

② 治疗师也应该有一种责任感,对于具有破坏倾向的人,治疗师应该让他们对自己的暴力负责任,或者对因暴力而对别人造成的伤害负责任[9]。比如,对于具有自伤或伤人倾向的来访者,为了防止他们危及自身或者他人的生命安全,在必要的时候需要实施危机干预。

 叙事心理治疗应用于平衡心理治疗的技巧

(一) 不如意中找如意——例外事件

心身障碍是一种失衡状态,当内心的矛盾冲突冲破了原本的平衡,个体就会感到焦虑、烦躁,甚至出现一些躯体症状。如何重新回到平衡状态,是平衡心理治疗的目标。

根据叙事心理治疗的理论,将问题"内化",即将外部问题归结于人稳定的心理特征是心身障碍产生的原因,而把"问题"与"人"分离是叙事心理治疗的工作重点。初次见面时,来访者很有可能向治疗师"外化"出一个具体的问题。而再次来访时,治疗师常会询问"过去的这段时间里,这个问题发生了什么变化吗?"治疗师期待着会有一些实质性的、具体的转变,但是来访者的回答各不相同,可能有变化,也可能没有。引导来访者发现生活中的"例外事件",是治疗过程的良好开端。问题之所以产生,

治疗过程中,来访者与治疗师需要掌握一个度,即限度。

是因为我们用一种习惯化的行为模式和态度看待周围的事物，只有符合这一模式的事物才会被个体感知到，而其他的内容则被我们在无意识层面遗漏了。治疗师需要耐心谨慎地引导，让来访者把目光放到过去不曾关注的事情上面，如一些微小的细节、积极的体验，在过去的不如意模式中找到例外，从一件糟糕的事情中找到幸运，从困难的情境中看到机遇和希望……如此，就能再次达到内心的平衡。

　　举例来说，父母总是抱怨孩子过于顽皮，不认真学习。当他形成了一种固定的认知模式时，每天看到的是孩子放学回家不写作业就玩，关注的是孩子测验排名差强人意。于是，父母感到着急生气，孩子也会感觉到很大的压力。当治疗师询问："这个孩子真的没有一丁点儿优点吗？"可能会让父母陷入沉思。家长或许会想：物理是孩子感兴趣的科目，孩子经常会从日常生活中看到物理学原理，因此物理成绩一直不错；孩子在与同伴玩耍的过程中，锻炼了沟通能力、领导组织能力、人际交往能力，因此孩子在班上的人缘一直不错，还通过投票竞选上了班委。这些独特的事件、正面的体验，只要你善于发现，重视它的价值，就会积少成多，慢慢扩大，逐渐占据原本固定的思维方式，看到一个完全不同的生活，形成一个全新版本的故事。

　　一枚硬币有正反面，任何事物都具有两面性，当我们感受到持久的负性情绪，甚至带来心身疾病时，就是时候考虑一下事物的平衡了。当我们能够全面地看待问题，在缺点中找到优点，就能从失衡中找到平衡，就达到身心的和谐。

（二）不如意变如意——改写故事

　　既然生活已经出现了不如意事件，不能改变，就要正视它、面对它，事件还是同一个事件，但是它的意义发生了改变[2]。在治疗过程中，倾听是最基本的技术。不仅要听来访者表面上的问题事件，还要听出他的弦外之音、言外之意。来访者往往只能看到固有的认知模式以内的东西，不能容纳除此以外的其他体验。而治疗师的作用就是鼓励来访者丰富原有的故事，从生活中的例外出发，运用耐心和好奇心，当故事说了又说时，患者所关心的东西、问题和目标就发生了变化。这构成了治疗过程的

在过去的不如意模式中找到例外，从一件糟糕的事情中找到幸运，从困难的情境中看到机遇和希望……如此，就能再次达到内心的平衡。

在治疗过程中，倾听是最基本的技术。不仅要听来访者表面上的问题事件，还要听出他的弦外之音、言外之意。

基础[2]。如此，原来的问题事件就很有可能改写成一个正性事件，原来不如意的事情就可能会变成令人愉快的事情，从而重新回到认知、情绪、意志行为的平衡状态。

举这样一个例子：来访者的问题事件是"认为自己做事没有毅力"。治疗师可以询问："这样的问题在哪些情况下会出现？"、"对你的生活有没有什么影响？"或"有没有做事很有毅力的时候？"等。刚开始来访者可能想不出来，此时需要耐心地提醒和引导："有没有坚持到最后，没有轻易放弃从而完成一件事情的经历？"比如来访者说自己喜欢下棋，治疗师应该放大这样的事例，询问更多的细节，让这个故事更加地具体和明确。"从什么时候开始下棋的？每次能下多久？为什么可以坚持这么久？"让他从这一持之以恒的事情中找到掌控的自豪感，丰富这样的自豪感，看到行为背后的积极意义，从而把"问题"和"人"分离开来，使他感觉到自己是一个有能力的人，接着把目光放到现在，指向未来，看到现在与未来之间的联系，进行明确的规划。

从已经发生的事情中找到积极的体验。

平衡治疗就是这样发生的，它不是从外部寻找力量，而是从事情的本身，从已经发生的事情中找到积极的体验，丰富生活经验，看清是什么阻碍了来访者的内心平衡，提供思路，改写过去的问题故事，从另一个角度认识自我，再一起探讨可以采取的行动。

参考文献

[1] 戴爱萍,李洪军,李燕.浅谈叙事哲学观与个案成长[J].科技创新导报,2007(33):81.

[2] 李明.叙事心理治疗[M].北京:商务印书馆,2016.

[3] 李明,高颖.叙事疗法的生命伦理学关怀[J].医学与哲学,2013,34(07):23-26.

[4] 施铁如.后现代思潮与叙事心理学[J].南京师大学报(社会科学版),2003(02):88-93.

[5] 耿玉多.叙事治疗在老年社会工作中的应用[D].济南:山东大学,2014.

[6] AmiaL, Rivka T, Tamar Z, Nattive Research[M].. Sage Publications, 1998.

[7] Martin Payne 著,曾立芳译.叙事疗法[M].北京:中国轻工业出版社,2012.

[8] Newman MG, Lafreniere L, Shin KE. Cognitive-behavioral therapy in historical perspective [M]. Comprehensive Textbook of Psychotherapy: Theory and Practice. 2016.

[9] 赵君,李焰.叙事治疗述评[J].中国健康心理学杂志,2009,17(12):1526-1529.

（陈小柳　张满燕　袁勇贵）

第十三章

积极心理学在平衡心理治疗中的运用

　　积极心理学是一门"致力于研究人的发展潜力和美德等积极品质"的科学。从一定意义上来说,它是对"消极"心理学过于偏重心理问题与精神障碍的一次反动,真正恢复了心理学本来应有的使命,即促进人性的发展,实现幸福生活,倡导积极人性论。

　　从本质上说,平衡的心理状态应是积极的、向上的、旺盛的、有效的、平稳的、正常的心理状态,对发展变化的社会与自然具有良好的适应能力。平衡心理治疗将积极心理学治疗理论与传统的精神分析和认知行为治疗相结合,有机融合东方哲学的中庸思想,运用平衡学的相关理论实现心理学的价值平衡,从而帮助个体达到心身平衡。

现代心理学的主要目标包括治疗患者的精神障碍、帮助大众生活幸福充实和促进个体的人格健全发展[1]。然而，心理学的研究重心一直放在心理问题和精神障碍的预防与干预，其核心目标在于修复可察觉的问题，如不良的行为、不恰当的/非理性的应对方式、有害的应激、不健全的人格特征等。在这种"病理式"心理学视角下，心理学家强调心理学的矫正和修复功能，关注于社会或人类存在的问题，并在病理学的范式内提出解决方案。其前提假设是"每个人都是有问题的"，却忽视了个体所能发挥的主观能动性。总之，这是一种"消极"的心理学模式，它侧重于对问题个体的修复，却"几乎不知道正常人怎么样在良好的条件下获得自己应有的幸福"[2]，并忽视了现代心理学在发展全体社会成员积极情感和积极个性方面的重要作用。

积极心理学是一门"致力于研究人的发展潜力和美德等积极品质"的科学[3]。从一定意义上来说，它是对"消极"心理学过于偏重心理问题与精神障碍的一次反动，真正恢复了心理学本来应有的使命，即促进人性的发展，实现幸福生活，倡导积极人性论。这些都体现了人本主义思想。其最大的意义在于实现了心理学的价值回归并为之带来新的平衡。

平衡心理治疗的理念就是致力于充分调动积极与消极两个方面的心理能量，实现身与心、个人、家庭与社会、自然的和谐统一，使个体从容面对生活。从本质上说，平衡的心理状态应是积极的、向上的、旺盛的、有效的、平稳的、正常的心理状态，对发展变化的社会与自然具有良好的适应能力。平衡心理治疗将积极心理学治疗理论与传统的精神分析和认知行为治疗相结合，有机融合东方哲学的中庸思想，运用平衡学的相关理论实现心理学的价值平衡，从而帮助个体达到心身平衡。

> 平衡心理治疗的理念就是致力于充分调动积极与消极两个方面的心理能量，实现身与心、个人、家庭与社会、自然的和谐统一，使个体从容面对生活。

 ## 积极心理学的产生与发展

1954 年出版的《动机与人格》一书中，马斯洛将最后一章的标题定为"走向积极心理学"。尽管之后又不断有文章提及，这一概念并未得到主流心理学家的足够重视。1996 年，塞里格曼（Seligman）当选为美国心理学会主席，正是他在任内的积极推动,使得积极心理学得到了逐步创立。他在1998年美国心理学会年会上对20世纪心理学发展的消极倾向做了总结,并首次正式提出"积极心理学"的概念,但当时学界尚未有对积极心理学的明确定义[4]。

1998 年首次正式提出"积极心理学"的概念。

1998年,在墨西哥尤卡坦半岛的艾库玛尔召开的小型学术会议被视为积极心理学发展的里程碑式事件。历时一周的会议对积极心理学的研究内容、研究方法和基本结构等问题做了深入探讨,并最终确定了积极心理学研究三大主要研究内容:① 积极情感体验,以主观幸福感为中心,着重研究个体的积极情绪体验及机制;② 积极人格,以积极心理学标准对人格进行分类和界定,为进一步的人格测量和相应量表的编制提供基础;③ 积极的社会组织系统,确定对积极人格和积极体验产生有重要影响的因素,如:社会、家庭、学校、单位等。这涉及国家的政策方针制定和社会制度建立等问题,其研究内容明显超出了心理学的研究范围,需要社会学、政治学、经济学等多领域的专家共同参与。

1999年,第一次积极心理学高峰会议在美国盖洛普基金会的赞助下召开。这次峰会重点讨论了积极心理学的几个重要概念,进一步明确了今后的发展方向,即成为世界性的心理学运动。

2000年1月《美国心理学家》杂志出版积极心理学专刊。其中,由塞里格曼和西卡森特米哈伊共同署名的《积极心理学导论》一文对积极心理学的兴起、主要研究内容和未来发展方向做了具体介绍[2]。专刊的其他系列文章对积极心理学在三大主要研究内容上所取得的研究成果做了系统介绍。次年的美国《人本主义心理学杂志》也出版了包含7篇文章的专刊,全方位论述了积极心理学和人本主义心理学的关系。这些专刊的出版一方面正式让积极心理学运动进入大众视野,另一方面也说明了积极心理学已为当代心理学界肯定。

2002年斯奈德和洛佩兹主编的《积极心理学手册》的出版则正式宣告了积极心理学的确立,之后积极心理学运动逐渐由美国推广向全世界,成为举足轻重的心理学流派。

2002 年,《积极心理学手册》的出版正式宣告了积极心理学的确立。

二 积极体验

体验是个体对各种外界刺激做出的一种心理反应,它常表现为情绪,因而又称为情绪体验。到目前为止,人类共命名了200多种不同的情绪。研究者通过跨文化研究发现了六种基本的面部表情表达,即高兴、悲伤、恐惧、厌恶、愤怒、惊讶,无论你来自美国、中国还是南非,都能对这些面部表情做出正确的辨识[5]。

这些情绪可分为消极和积极两类:积极情绪,消极情绪。

这些情绪可分为消极和积极两类:积极情绪是一种具有正向价值的情绪,它可表现为愉悦、快乐及幸福等,并能够使个体对引起情绪的刺激物进行接近或出现接近的行为趋向;而消极情绪则往往使个体产生逃避行为,因而具有生物进化的适应性,源于原始人应对恶劣环境的不良刺激。需要注意的是:适应性的消极情绪将人的认知和行为限定在以保护自己生存为核心的特定模式上;积极情绪则帮助人突破自身认知和行为模式的限定,扩大个人发展资源,进而促进了新思想和新行为的产生。目前得到较多研究的积极体验是幸福感(well-being)与心流(flow)。

积极情绪帮助人突破自身认知和行为模式的限定,扩大个人发展资源,进而促进了新思想和新行为的产生。

(一)幸福感

积极心理学认为幸福感(well-being)是一个人积极体验的核心,这同时也是个体生活的最高目标。幸福感是指根据自己的标准对其生活质量进行综合评价后的一种肯定的态度和感受[6]。一方面,幸福感是个体对自我的生活状态、周围环境和相关事件的评价;另一方面,它也是个体对这些情绪刺激物的主观认同,其个体差异和主观性大,因此也被称为"主观幸福感"。主观幸福感共有三个特点:

① 它是一种主观的体验,每个个体对幸福的评价标准可能并不相同;

② 主观幸福感是指个体要能体验到积极的情绪,而不仅指个体没有消极的情绪体验;

③ 主观幸福感是指个体对自己整个生活评价后的总体体

验,而不是对某一单独的生活领域评估后的体验[7]。

享乐主义认为幸福就是尽可能多地享受快乐并且避免痛苦。积极心理学研究也发现经常出现的积极情绪体验是主观幸福感产生的充分必要条件。然而,从某种意义上,与其说幸福感是一种积极情感,不如说是一种平衡的情感。因为积极情绪的强度本身并不直接导致主观幸福感的产生,而且过分强烈的积极情绪体验之后,个体心理上产生的失落感会扭曲个体对事件的评价,这反而会降低主观幸福感。

长期以来,心理学家认为幸福是个体各种应激因素解除的结果,是各种生理、心理需要得到满足、自我优点得到充分发挥以及自我价值得到实现之后个体所体验到幸福感。马斯洛的需求理论正是这一学说的代表。比较判断模式则整合了信息加工理论的观点,这一学说强调主观幸福感的产生是个体认知模式与外界情绪刺激物相互作用的结果。个体一方面基于他当时的情绪状态,另一方面根据特定的情景信息作出比较判断,然后在考虑一些社会因素的基础上综合概括出自己的结论。此外,双生子研究与交叉抚养研究发现,人格素质和遗传因素对双生子的情绪体验具有重要作用,约40%的积极情绪变化和约55%的消极情绪变化可通过遗传学变量来解释[8]。这些理论从不同侧面解释了幸福感的形成,人的幸福感是一个复杂的心理过程,是多种因素综合作用的结果。

> 与其说幸福感是一种积极情感,不如说是一种平衡的情感。

(二)心流

心理学家西卡森特·米哈伊在20世纪60年代时发现一些艺术家在画画时常常专注于创作活动,甚至达到废寝忘食的程度。基于这些观察,他提出了"flow"的概念。Flow是一种非常重要的积极情绪体验,不同的国内学者会将之翻译为福乐、酣畅感和心流。我们认为"心流"一词较好地表达了这一情绪体验的内涵,它指的是个体基于对某一活动或事物表现出浓厚的兴趣,全身心投入其中的一种复杂的情绪体验,它包含愉快、兴趣等正性情绪成分。心流的产生与任何活动之外的目的无关。事实上,心流状态和中国传统文化中所说的"天人合一"和"禅定"在心理现象上是十分相似的。

> 心流的产生与任何活动之外的目的无关。

1. 典型的心流的六个特征

① 注意力高度集中在正在从事的活动上;

② 意识与行为统一;

③ 自我意识暂时失去,如一个人忘记了自己的社会身份;

④ 个体能够掌控活动,即能自如地对当前的处境做出恰当有效的应对,对进一步的活动做出合适的反应;

⑤ 暂时出现的对时间体验的异常,典型的可表现为个体感到时间过很快;

⑥ 个体的内在动机是驱动活动完成的动力,而不需要外在的鼓励和评价[9]。

2. 心流产生的三个必要条件

① 挑战与才能的平衡。挑战是一类任务或活动,需要个体通过努力并克服困难才能完成;才能则是个体完成各项活动所具备的技能。一般认为活动难度略高于才能最容易让个体产生心流体验。

活动难度略高于才能最容易让个体产生心流体验。

② 活动的结构性。即活动的目标、规则和评价标准均具有可操作性和可评判性,参与者对自己需要达成的目标以及如何进行活动十分了解,而明确的规则与评价标准可以给个体提供即时反馈,使其知道进一步的活动规划。

③ 自带目的性人格。这类人从事任何事情主要受内在动机的驱动,而不为了任何其他的外在目的所影响,因而更容易将注意力高度专注于正在从事的活动本身,有利于心流的产生。

一般认为,挑战和才能平衡是最重要的因素,当两者不匹配时自我失去自主性,可出现两种典型的非心流状态,即分离体验和茫然体验。当能力远大于挑战时,个体会缺乏自我创造与内在动机,迫于外在的目的而完成工作,这种状态下工作成为一种痛苦与负担,个体即出现分离体验;而当个体能力不能胜任挑战时,个体会失去信心、不知所措、无所适从,甚至有自毁或自伤的冲动,进而容易出现茫然状态,处于这种体验下的个体常常把寻找社会稳定、社会安全和社会确定性作为自己行为的最主要动机。

挑战和才能平衡是最重要的因素。当两者不匹配时,可出现两种典型的非心流状态,即分离体验和茫然体验。

积极人格

传统人格心理学主要研究各种人格问题,积极心理学对此进行了反思和批判,并致力于研究助长人格的积极方面,是一种平衡的人格心理学。

积极心理学致力于研究助长人格的积极方面。

积极心理学认为人格的发展并非单纯由遗传素质所决定,而是在人与社会文化环境的互动中,内在因素、外部行为、社会文化环境三者交互作用所产生的一系列复杂结果。一方面,积极心理学承认个体特定的脑机制是产生相应的行为模式的物质基础;另一方面,外在的行为和社会文化环境对人的神经环路塑造也会产生重大影响。

上世纪 60 年代,塞里格曼教授从一系列行为学实验中发现了"习得性无助"现象,并由此假设这是许多负性情绪(如压抑、焦虑)产生的主要原因,即个体面对困境并确定无法解决问题时,而产生的一种无可奈何的信念。他进一步将"习得性无助"和归因控制点理论相结合,进而发展出"解释风格理论",它是指个体所持有的一种持续性、一贯性的解释方式,从而可以对外界刺激对自己的行为产生的影响做出合理化解释。积极心理学首次在人格心理学的历史上提出了"解释风格",用来作为人格分类的标准。这一理论将人格分为乐观型解释风格和悲观型解释风格[10]。解释风格的形成是多种因素相互作用的结果,遗传素质、教养方式、教育风格、生活经历、社会文化等均具有重要作用。乐观型解释风格的人会认为失败和挫折是由外部原因引起的,因而只限于此时、此地,是暂时的并与特定情景相关;悲观型解释风格的人则会把失败和挫折归咎于自己的内在原因,因而具有长期性、普遍性,使其在做其他事时同样还会失败。在面临成功和成就时,乐观型解释风格的人会将之归功于自我的能力和努力,所以是长期的,并会泛化到从事的其他活动中;反之,悲观型解释风格的人会认为自己的成功是因为外在的偶然原因,是一种暂时的现象,下一次不会如此幸运。

*乐观型解释风格
悲观型解释风格*

当然,积极心理学的人格理论还有许多不足之处。一方面,积极心理学研究对象主要为成年人,因而较为强调环境因素和社会价值的影响,而对遗传素质如何影响解释风格尚未做深入探讨;另一方面,积极人格理论把能力、潜力等都纳入人格的范畴,有泛化人格概念的倾向,其合理性还有待商榷。总之,积极心理学对积极人格的研究尚限于对行为模式的解释,还缺乏系统的理论与机制研究。

四 平衡心理架构下的积极心理治疗

(一) 积极心理治疗学的意义

积极心理治疗有着重要的社会意义。

当代社会越加开放繁荣,人们不再单纯满足于生存,而对生活质量提出了要求,因而积极心理治疗有着重要的社会意义。而其跨文化思想为当今世界的跨文化交流、宗教冲突等问题的处理提供了较大的借鉴价值。由于积极心理治疗以当代社会的现状为基础,关注人性的积极品质还可以在教育、管理和经济领域发挥重要作用。

积极心理治疗有着浓郁的"人本主义"色彩,在其发展过程中罗杰斯的来访者中心疗法对它影响较大,两者都关注治疗过程中来访者的主体地位并强调来访者的能动性。与来访者中心疗法不同的是,积极心理治疗主张用更合理、更积极的观点来解析问题,通过跨文化分析的方法使来访者对心理问题产生新的认知。如此一来,来访者的旧有观念被积极观念所替代,其心理问题得到治疗,个人潜力得到充分发挥。

改变个体的生活态度,着眼于积极力量的发现和积极品质的培养。

积极心理学认为,心理问题及精神障碍有着社会文化的意义,在不同的文化和历史语境下会有不同的含义,治疗师可以从消极的心理问题中发现个体的积极潜能,并加以培养。因此,心理治疗绝不能像治疗躯体疾病那样对症下药,而应该是改变个体的生活态度,着眼于积极力量的发现和积极品质的培养。如果将平衡心理治疗理解为一架天平,积极心理治疗和"消极"心理治疗分别站立在天平的两端,帮助病人从积极和消极两个角度全面地分析并解决心理问题,重建心理平衡。

（二）积极心理治疗的基本原则

1. 希望原则

积极心理治疗将人视为身体、心理和灵性所组成的有机整体，人均具有积极本质并因此被赋予了一系列的积极能力，其中最基本的两种能力为认识能力和爱的能力。

认识能力在日常生活中主要用来表达自己的观点和评价，继而产生相应的体验和行为，如准时、服从、礼貌和忠诚等体验。认识能力分为感知、理性、学习和直觉四种具体形式。人类在生活中总有自己对于世界和自身的一系列解释，积极心理治疗致力于帮助来访者放弃自己不恰当的认识能力，并重新建立积极认识。一方面，积极心理治疗认为消极心理是个体对问题心理或行为的保护性机制，因而个体需要在自己的问题心理或行为上认识和接纳自我；另一方面，积极心理治疗主要以跨文化的方式对心理问题做出积极解释，主张发挥个体的自主性，强调自己感悟到对问题的积极认识，进而改善心理问题。

> 积极心理治疗致力于帮助来访者放弃自己不恰当的认识能力，并重新建立积极认识。

由于爱的能力与情绪关系密切，可直接引起情绪变化，因而被称为第一能力。而认识能力在第一能力的基础上才能对外界的刺激产生评价，产生情感共鸣，因而被称为第二能力。爱的能力包括爱人与被爱的能力，是在一定的人际关系中发展起来的，并且对第二能力有重要影响。它可以分解为四种基本关系，即：与自我的关系、与他人的关系、与群体的关系，以及与原始我们的关系。积极心理治疗同样强调将来访者在这四种关系中产生的消极情感当作自我保护，并倡导用积极方式做出解释。

> 爱的能力与情绪关系密切。
>
> 爱的能力包括爱人与被爱的能力。

心理疾病是不同社会文化条件下这两种基本能力发生偏差的结果，而跨文化视角也可以为来访者提供对于心理问题的积极解释。例如，治疗中将抑郁解释为对情感冲突反应的能力，将来访者的疾病转化为解决问题的动力。积极心理治疗师常常灵活借鉴跨文化的谚语、神话和故事等给来访者提供不同的对待问题的态度，调动来访者的基本能力，并鼓励他以更加主动的方式处理面临的困境。

2. 适度原则

人类与其他动物最大的区别就在于其高级神经功能为其情

感、认知能力提供了神经生物学的基础,使得人类具有可以追求卓越与完美的心理资源。这些资源包括[12]:生理基础,即对人的心理与行为有决定意义的神经生理基础;理性生活,即个体的思维、情感和动机等心理活动综合形成的自我认同;社会生活,即个体的社会角色以及个体与他人及社会的关系;精神生活,包括了信念、理想、荣誉、享乐等超越现实的精神活动。

这四种资源相互联系、相互补充,个人的心身健康既依赖于每个层面的平衡,也依赖于四种资源的全面平衡,这就是积极心理治疗倡导的平衡模型。当每个层面的心理资源失衡后分别对应着四种基本的心理冲突,即感觉冲突、成就冲突、关系冲突与未来冲突。平衡模型提供了一个非常实用的评估工具,用于测量来访者的各种心理资源的分配情况,为进一步有针对性的干预提供了依据。

四种基本的心理冲突,即感觉冲突、成就冲突、关系冲突与未来冲突。

3. 咨询与自助原则

积极心理治疗注重来访者的主观能动性,激发病人的认识能力,强调来访者自助,在与治疗师的交流中有所感悟。在治疗中,治疗师与来访者从症状入手,以五阶段法(five-stage-procedure)为治疗框架,融合多种心理治疗技术,以跨文化的视角来识别心理冲突,建立积极认知,解决心理问题。五阶段法主要包括如下五个治疗过程:

① 出离-观察阶段。引导来访者从当前的问题与冲突中"置身事外",以"旁观者"的身份来分析心理冲突的现场情况、来访者的实际反应,以及可以选择的其他反应,比较两种反应的差别即为患者提供了相反的观点。由于实际反应导致了心理冲突,可选反应往往是可行的积极反应。

② 调查阶段。基于上一阶段的观察,确定来访者及其社交对象(尤其是引起心理冲突的对象)的积极与消极品质,以平衡模型评估其心理资源失衡状况。

③ 场所鼓励阶段。来访者与冲突对象角色互换,放弃消极批评,学习强化对方的积极品质并建立新的伙伴关系。

④ 语言沟通阶段。以沟通语言为工具,消除误解,建立有效的沟通方式,学习积极的沟通技巧。

⑤ 练习巩固阶段。借助两种基本能力帮助患者将视野从眼

前问题扩大到更多的行为、态度和思维，建立广泛的积极态度与积极认知。

（三）积极心理治疗与平衡心理治疗的关系

"平衡模型"是积极心理治疗的基本模型和有效的评估工具。平衡心理治疗进一步拓展了平衡的概念，它推动了积极心理学理论与当代神经科学的最新进展及中国传统文化思想的融合，在传统文化的基础上，从宏观到微观提出了四个层次的平衡，即个人—家庭—社会的平衡、身—心—灵的平衡、知—情—意的平衡和单胺递质的平衡。

平衡模型在平衡心理治疗中的具体体现即为"度的掌握"和"关系的协调"这两种关键技术。心理问题和心理障碍主要表现在两个方面：一方面是尽管各个层面之间仍维持平衡，但各层面均在过低或过高的水平，因而表现为一种全面贫乏或过度的平衡；另一方面是各层面的发展不均衡，某一个或几个层面的水平与其他层面不匹配，因而造成了失衡。在具体的治疗过程中，应结合每个患者的具体状况，评估其压力来源于上述四个平衡的哪个层面，分析各层面的相互关系和影响，勾勒出应激事件对四个层面的影响的模式，进而厘清这些模式的心理学起因和机制，发现切入点，通过四种平衡法则引导病人的自省与领悟，促进行为的改变和问题的解决，进而塑造积极的人格品质。

平衡心理治疗是一种以平衡学为理论框架的整合式心理治疗新模式，而积极心理治疗的跨文化性与开放性以及其对积极体验与积极人格的关注使它可以很好地与其他心理治疗理论与技术相融合，有利于本土心理治疗的发展和对人性的全面理解，因而在平衡心理治疗中可以发挥框架和媒介的作用。

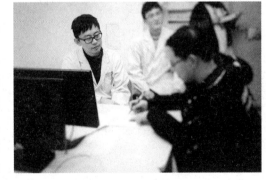

李磊医师正在给来访者做心理评估

参考文献

[1] Faller G. Positive psychology：A paradigm shift[J]. 2001，36：7-14.

[2] Seligman EP. Csikszentmihalyi M, Positive Psychology：An Introduction[J]. 2000，55：5-14.

［3］Sheldon K，King L. Why positive psychology is necessary［J］. 2001，56：216－217.

［4］崔丽娟，张高产. 积极心理学研究综述——心理学研究的一个新思潮［J］. 心理科学，2005，28(2)：402－405.

［5］凤兆海，汪凯，王长青，等. 情绪认知的神经基础［J］. 中华神经科杂志，2005，38(8)：525－527.

［6］Diener E. Subjective Well-Being：The Science of Happiness and a Proposal for a National Index［J］. 2000，55：34－43.

［7］Diener E. Subjective Well-Being. Psychological Bulletin［J］. 1984，95(3)：542－575.

［8］Tellegen A，Lykken DT，Bouchard TJ，et al. Personality Similarity in Twins Reared Apart and Together［J］. Journal of Personality and Social Psychology，1988，54(6)：1031－1039.

［9］Nakamura J，Csikszentmihalyi M. The Concept of Flow，in Flow and the Foundations of Positive Psychology：The Collected Works of Mihaly Csikszentmihalyi［M］. Springer Netherlands：Dordrecht，2014.

［10］罗艳红，蔡太生，张斌. 积极人格的研究进展［J］. 医学与哲学，2011，32(1)：39－40.

［11］诺斯拉特·佩塞施基安，李培忠(译). 积极心理治疗：正向的理论与实践［M］. 北京：知识产权出版社，2013.

（李磊　袁勇贵）

第十四章

平衡心理治疗在人力资源管理中的运用

人是组织中最重要的因素,人不是简单的生产工具,而是具有复杂的个性和多方面需求的;在生产组织中,影响职工积极性的主要原因不是物理因素和生理因素,起决定作用的主要是社会因素和心理因素以及在工作中形成的人际关系。

有趣的霍桑实验

霍桑工厂是一家制造电话交换机的工厂，具有较完善的娱乐设施、医疗制度和养老金制度。尽管有丰厚的物质条件，工人们实际的生产效率却并不理想。为测定工作条件及社会因素等对生产效率的影响程度，美国西方电气公司于 1924—1932 年期间在霍桑工厂进行了一系列试验，后世称之为"霍桑实验"。

实验主持者梅奥等人通过经过照明实验、福利实验、访谈实验和群体实验四个阶段长达 8 年的研究，获得了实验数据，发现工厂生产效率与诸如车间的照明、休息时间、工间茶点之类的条件关系不大，甚至与工资、奖金的关系也不是很大。在决定因素中，工人为团体所接受的融洽性、安全感以及和谐的人际关系，较之工资、工作条件等外在因素对工人工作效率的高低具有更为重要的影响作用[1]。据此，梅奥得出三个结论：① 职工是"社会人"而不是"经济人"；② 企业中存在着各种非正式组织；③ 新型的领导能力在于提高职工的满意程度。

霍桑实验取得了历史性的突破，第一次把工业中的人际关系问题提到首要地位，并提醒人们在处理管理问题时要注重人的因素。根据霍桑实验的研究结果，梅奥于 1933 年出版了专著《工业文明中的人类问题》，提出了人际关系学说，第一次把管理研究的重点从工作上和从物的因素上转到人的因素上来[2]。

处理管理问题时要注重人的因素。

 关注人的心理更有助于管理

人际关系学说认为，人是组织中最重要的因素，人不是简单的生产工具，而是具有复杂的个性和多方面需求的；在生产组织中，影响职工积极性的主要原因不是物理因素和生理因素，起决定作用的主要是社会因素和心理因素以及在工作中形成的人际关系[3]。所以，对于企业来说，人才是至关重要的因素，是企业发展的动力，是基业长青的源泉。

然而在经济全球化的大背景下，随着经济社会的快速发展，社会竞争加剧，企业之间以及人与人之间的竞争日益激烈。个人面临的工作生活压力越来越大,身体和心理均在逐渐过度透支,员工的心理健康问题也越来越突出,有的进而演变成严重的心理问题,甚至导致各种心身疾病的出现。这不仅导致个人工作生活质量的下降,也影响了组织的效率。

美国有机构研究数字显示,每年因员工心理压力问题造成的企业直接经济损失达 3050 亿美元,比 500 家大型企业税后利润的五倍还要高[4]。联合国国际劳工组织发表的一份调查报告认为:"心理压抑或成为 21 世纪最严重的健康问题之一[5]。"

在中国,2010 年由 39 健康网独家发起的"2010 年中国网民心理健康状况调查"采取线上数据采集方式,针对 40 万名网民的心理健康状况进行了调查。调查结果显示,对于目前的生活状况,44.6%的人觉得"很一般,没什么感觉";29.9%的人觉得"不够幸福,有些不满意";7.0%的人觉得"非常不幸,十分不满意";而认为"很幸福,觉得很满意"的,仅占 18.4%。高达 81.6%的被调查者幸福感缺失,工作和职场发展产生的压力是幸福感缺失的最大根源。

可以说员工的情绪和心理问题已经成为 21 世纪企业管理中面临的巨大挑战之一,需要企业管理者引起高度的重视[6]。

> 工作和职场发展产生的压力是幸福感缺失的最大根源。

 ## 人力资源管理和平衡

自古以来,中国人就喜欢讲平衡、求平衡,诸如天人合一、知行合一的说法并不少见。流传千年的中医思想也主张阴阳调和,这是一种平衡;现代提倡的和谐社会,也是一种平衡;大国之间的博弈更是讲究制衡。这里的平衡是一个相对的概念,属于哲学的范畴。平衡并不是一成不变、死水一样,平衡是动态的、不断变化的,通过内在不断的动态变化而保持外在的平稳。我们将平衡的基本功能归纳为两大类,一是关系的协调,二是度的掌握。在人力资源管理中也同样讲究平衡,人力资源管理者忙于平衡员工之间的关系、员工和企业的关系、企业和企业的关系、企业和政府的关系……人力资源管理者只有好好修炼平衡术,通过关系的协调和度的掌握达到动态的平衡,才能获得稳步的上升。

（一）管理和平衡之关系的协调

1979 年美国著名的人类学家和生态心理学家尤·布朗芬布伦纳出版了《人类发展生态学》一书，并提出了著名的人类发展生态学理论[7]。他把人类发展涉及的关键性环境分为学校、家庭、社区和社会等。他指出个体所处的环境是一个复杂的系统，并把它们分为微观系统、中介系统、外系统和宏观系统，这些系统对于个体的行为和心理发展有着极其重要的影响。另外，在发展过程中，个体并非是孤立存在的，而是能动地与周围环境发生相互作用、相互依赖、相互依存的。总之，个体和环境、他人的交互作用和相互关系是发展的关键。

无论是在家庭、学校、政府还是企业环境中，个体都是社会活动的基本单元，并通过不断地互动而处在各种关系当中。对企业来说，它的经营管理离不开人、财、物等要素，而人是企业中最活跃、最具有创造力的要素，所以企业管理的核心在于人。在企业管理中，人的管理重点在于人与人之间关系的管理：个体与个体之间、个体与团体之间、团体与团体之间的关系。这些关系就是人际关系，良好、平衡的人际关系有助于工作、学习和身体健康；反之，不良、失衡的人际关系则会让人产生严重的负面情绪，进而影响其绩效，所以人际关系会直接影响企业的管理和发展，甚至关乎其成败。总而言之，良好、平衡的人际关系对于企业发展而言，是至关重要的。

良好、平衡的人际关系对于企业发展而言，是至关重要的。

那么如何建立良好的人际关系呢？平衡心理治疗将平衡分为四个层次：

1. 第一层次的平衡：个人—家庭—社会的平衡

人们在社会上的主要活动是工作，可以说工作和家庭是个人生活的两个重要领域。随着社会的快速发展，人们的工作方式、家庭角色和结构、价值观念等发生了很大的变化。面对工作节奏快、就业压力大、教育负担重、人口老龄化严重等宏观环境，由工作、生活等带来的问题所导致的失衡给人们带来了诸多消极影响。这种失衡降低了人们的工作效率和工作满意度，同时给家庭和婚姻也带来了不良影响，甚至对个人的身心健康造成了巨大创伤。已经发现一些疾病尤其与高压力情境有关，比如癌症、心血管疾病、感冒、免疫系统功能失调等疾病[8]。

在应对个人—家庭—社会这个层次的失衡时，为实现其协调，我们需要个体、家庭、组织和社会的共同努力。

① 个体层面：可以通过以问题为中心和以情绪为中心两大应对策略[9]。其中，以问题为中心的应对策略是指个体直接针对产生问题的源头采取一定的行动，对具体的问题进行控制和解决，以期重新达到平衡。主要有直接行动、间接行动和抑制行动等方式。以情绪为中心的应对策略则不直接针对问题源，转而对个体的情绪进行调节，通过改变认知、降低不良情绪等来降低失衡的不良影响。主要有积极认知、回避或逃离等方式。

② 家庭层面：婚姻是一种社会认可和社会支持，那些拥有爱、家庭稳定的人抵御各种心理压力的能力明显高于婚姻不幸者[10]。针对工作—家庭的失衡，有学者建议采纳家庭适应性策略，把它作为一套"指导家庭成员行为的认知和决策原则"，以此为基础处理日常生活中的具体问题[11]。

首先夫妻关系中要互相支持，肯定彼此对于共同家庭的贡献；其次，根据时间、收入和工作的安排，对家庭中共同的责任和任务进行合理分配，有效协调关系、利用时间。再次，夫妻双方就自己的工作和家庭进行分界，设定工作边界，避免工作和家庭的相互影响。有研究发现，虽然工作在一个人的生活中占有重要地位，但个体还是主要在家庭环境中寻求情绪和精神上的满足[12]。所以工作边界的设定是有必要的，夫妻双方要重视家庭的价值，共同维护其平衡。

> 设定工作边界，避免工作和家庭的相互影响。

③ 企业层面：工作任务常常是引起员工工作与家庭之间失衡的主要原因，因此企业在进行工作设计时，应结合工作绩效和员工满意度等因素，合理制定工作计划和设定目标。此外，可以引进"家庭友好型制度"。组织制定的"家庭友好型"制度包括工作计划、地点和时间的弹性，为照顾孩子和家人的带报酬或不带报酬的休假，可带孩子来工作的宽松的办公要求，各类照顾基金和社区服务[13]。企业对抚育者应给予特殊政策，比如女性产假、男性的陪产假、女性的哺乳假等。若员工的家庭遭遇重大事件、有金钱或时间急需时，企业可以针对其特殊情况设置可支取的弹性工资或可调整的弹性工时制度。增加对员工及其家庭的关

怀,关注员工的心身健康,推行员工援助计划。

④ 社会层面:目前已经有许多国家通过法律规定来平衡工作和家庭的关系,称为平衡工作和家庭政策(Work-Family Policy)。美国的《家庭和医疗假期条例》要求,所有雇用 50 个人及以上的公司要向员工(不分男女)提供 12 周的假期和津贴,以实现人们要照顾新生婴儿和患病亲属的工作。在德国,人们能享受 14 周的带薪休假[14]。

事实上,在现实生活中每个个体都可能有需要应对个人、家庭、社会之间的失衡状态的时候,要根据个人的特点、具体的环境等情况积极灵活应对。当个人无法解决时,要及时寻求专业人员帮助。

2. 第二层次的平衡:身—心—灵的平衡

2010 年,"富士康 10 连跳"震惊社会。事实上自当年 1 月 23 日富士康员工第一跳起,至 2010 年 11 月 5 日,富士康发生了 14 起跳楼事件,有媒体称富士康为"精神血汗工厂",这些血淋淋的数字背后折射出的问题值得我们深思。

1911 年,被后世誉为"科学管理之父"的泰勒提出了著名的科学管理理论,20 世纪 20 年代这一理论在美国被广泛采用。但把员工看作单纯的"经济人"——如同机器设备般的生产资料,这无疑是有局限性。随着管理科学的发展,霍桑实验的研究结果则提出人是"社会人",管理要重视人的因素。

1948 年,世界卫生组织在《组织法》中提出的"健康"(health)定义,这是引用最为广泛,影响堪称最大的关于健康的定义:Health is a state of complete physical, mental and social well-being and not merely the absence of disease or infirmity(译文:健康不仅为疾病或羸弱之消除,而系体格、精神与社会之完全状态)[15]。而从中国的中医角度看,健康就是人的生命力在人体的内部和外部环境之间达到"齐"性状态。中医认为人体的内外部环境是在统一的调节系统中处于动态平衡的状态[16]。

> 健康不仅为疾病或羸弱之消除,而系体格、精神与社会之完全状态。

20 世纪 90 年代初,香港大学的陈丽云教授提出并开创的"身心灵健康平衡模式",是建立在中国传统文化基础上,糅合了身心互动说和中医的养生观念,以传统的道、儒、佛思想为背景,并结合西方的心理辅导形式,具有很鲜明的本土化特征的心理疏导模式。她认为：人的生命是由身、心、灵三个方面构成的，保持健康的身体宽广的胸怀，发扬灵魂深处的感性，理解生命的意义，使三者平衡、和谐，人就能保持健康平衡，全面发展[17]。

　　这里说的"身"是指人的躯体和生理等，"心"则是和情绪有关的心理活动，而"灵"则是指精神、灵性状态。人是身心灵三者的综合整体，是生理结构、情绪反应和精神灵性三者互相联系、互相作用而形成的生命体，而不仅仅是某一方面的。身心灵三者也不是孤立存在的，而是处在不断的联系中。身体和情绪有相互作用，情绪的好坏会对身体产生不同的反应，而身体的变化也会对情绪产生影响，如长期抑郁的人会有自残、自杀的心理倾向或具体行为。总之，身心灵这三方面哪个环节出了问题，个体都会产生失衡，影响其健康。

　　为实现三者之间关系的协调，在"身"方面，我们要了解到身心的相互作用。一些看起来非常微不足道的身体运动，如眨眼、跳跃运动、扭动臀部、手部按摩、耳部按摩等，都被发现对释放情绪压力和挫折感很有帮助，而且还能增加满足感[18]。所以要改掉不良的生活习惯，养成良好的生活方式，健康饮食，合理健身。在"心"方面，要建立良好的人际关系并发展必要的亲密关系，保持对生活的热情，提高对环境的适应能力，学会调节和控制自己的情绪，及时缓解自己的负面情绪。如唱歌、放松运动、朗诵等一些比较简单的活动也可以有所帮助，来达到"心"的协调。在"灵"方面，我们要培养积极的人生态度，不断的感受生命的意义，通过自我认知和探索实现精神层面的追求，不断自我完善，自我发展，以追求更高的生命价值。中医师认为善行、助人、慈爱、尊重人性、谅解和寻找生命的新意义都是治疗过度愤怒的良药，求真、不计个人得失和谦虚的态度是治疗过度担心的良药[19]。也可以采用小组讨论的方式，如得失观讨论、苦乐观，讨论如何面对人生困境、树立信心、关爱他人等[20]。

　　总之，身心灵三方面的相互作用，"身"是学会了解并爱惜个体的身体，从而达到珍惜生命的目的；"心"则是不断健全个体人格，培养良好的人际关系，从而学会尊重生命；"灵"是反思生命的意义，以追求更高的生命价值而达到敬畏生命[21]。这三者不断动态协调，从而实现身心灵的平衡发展。因此，要协调好身心

> "身"是指人的躯体和生理等，"心"则是和情绪有关的心理活动，而"灵"则是指精神、灵性状态。

灵三者之间的关系,必须从身体、情绪、思想这三个层面入手,通过生理、心理和精神的互相作用来促进人的全面健康。

在企业管理领域内,我们更要关注员工的健康。人并非行走的机器,健康并不仅限于传统的生理健康,还包括心理和精神层面的健康。员工是企业基业长青的源泉,关注员工的全人健康,避免"富士康10连跳"的类似悲剧。

3. 第三层次的平衡:知—情—意的平衡

如果说"身心灵"是植根本土的说法,那么"知情意"则是西方的理论。事实上,两种说法是异曲同工的,都是在关注人的心理和情绪之间的相互作用。叔本华曾说:"使我们快乐或者忧伤的事物,不是那些客观、真实的事物,而是我们对这些事物的理解和把握。"这句话充分说明了知、情、意三者之间是相互联系、相互作用的。

"知"是认知。

①"知"是认知。认知是一个过程,是人脑接受外界输入的信息,经过头脑的加工处理,转换成内存的心理活动,进而支配人的行为。这个过程就是信息加工的过程,也就是认知过程[22]。认知是人最基本的心理过程,主要包括感觉、知觉、记忆、思维、想象和语言等。

"情"是情绪、情感。

②"情"是情绪、情感。情绪和情感则是个体对事物的态度体验,是特殊的主观体验,常伴有显著的生理变化和外部表情等。其中情绪具有短暂而强烈的特点,是具有情景性的情感反应,诸如恐惧、愤怒;情感则具有稳定而持久、弥漫性的特点。

"意"则是意志。

③"意"则是意志。意志是人自觉地确定目的,并支配行动去克服困难以实现预定目的的心理过程。另外,意志是人类特有的心理现象,也是人的意识能动性的表现,主要包括决定阶段和执行阶段。

认知,情绪、情感,意志,三者都是个体心理的基本过程,这些过程既相互区别又紧密联系。个体的认识活动会受到情绪和情感的影响:积极的情绪、情感会促进个体克服困难以达到目的;而消极的情绪、情感却阻碍个体活动,降低个体活力,甚至发产生错误行为。而认知则是意志的前提,意志具有目的性,并非凭空产生的,而是通过不断的认知活动而产生结果;意志可以影响认知过程,因为人在进行各种认知活动时必然会遇到种种困难,要想克服困难就必须做出意志努力。另外,情绪情感不但可以成为意志行动的动力,同样也能成为意志行动的阻力;当然意志对之也有反作用,意志可以影响情感的发展,使情感服从意志。

总之,"知、情、意"是密切联系、相互作用、彼此互渗的有机过程。任何活动中的认知过程总渗透着情感因素和意志成分,情感过程取决于认知能力和水平,又需要意志的调控,而任何意志过程总是包含着认知成分和或多或少的情绪成分[23]。因此要把握好认知、情绪情感和意志三者之间的关系,使之处于平衡,不断提高自身认知水平,保持积极稳定的情绪,磨炼坚强的意志品质,实现三者的和谐统一,使其不断地相互促进,个体才可以不断地进行实践活动。

> 不断提高自身认知水平,保持积极稳定的情绪,磨炼坚强的意志品质,实现三者的和谐统一。

4. 第四层次的平衡:单胺递质的平衡

企业职工长期在工作中承受心理和生理双重应激,会产生各种情绪反应,这些多为负性情绪。如抑郁,表现为对即将来临的,可能造成危险、不良后果或者要做出重大努力进行适应时,主观上感受的压抑和不愉快的情绪状态[24][25]。假如员工这些负面的情绪状态持续存在,则会影响个人的工作效率和生活质量,甚至是心理健康。

通过对前三个层次的平衡的把握,我们可能可以处理生活中部分的负面情绪,但有时也有例外,因为抑郁症而选择自杀的人并不少见。一代香港巨星张国荣、国内当红小生乔任梁、韩国人气演员李恩珠都是因为长期抑郁而选择了结束了自己年轻的生命。而据 WHO 估计,全球每年有 100 万以上的人自杀身亡,90%以上的自杀行为发生在精神疾病中,而抑郁症是自杀者最常见的精神疾病,15%的抑郁症患者最终死于自杀[26]。这些触目惊心数据证实抑郁可谓人类的一大杀手,被称为"21 世纪的流行病"。

针对个体无法在前三个层面上消除自己的负面情绪的情况,比如中重度抑郁,必须及时就医,在医生的嘱咐下服用相关抗抑郁药物来重新获得平衡的心理状态。从微观层面的分析,单胺类递质主要包含肾上腺素(E)、去甲肾上腺素(NE)、5-羟色胺(5-HT)、多巴胺(DA)。经典"单胺假说"认为,抑郁症的发生与脑内 5-HT 或 NE 水平低下有关,但不能解释抗抑郁剂为何延迟起效的现实问题,抗抑郁剂的效应延迟暗示:边缘系统单胺能神经可塑性改变[27]。乙酰胆碱能增强、神经内分泌功能异常、细胞因子的免疫炎症反应、低胆固醇血症、谷氨酸、γ-羟丁酸异常等,均与抑郁症的发生有关[28]。可以说,心身疾病和心理疾病的诱发原因之一就是单胺递质的平衡失调。

应对这个层次的失调时,个体调节的作用微乎其微,建议从药物治疗、心理治疗、物理治疗等几个方面进行联合治疗。如需服药,必遵医嘱。心理治疗可以通过心理教育、认知行为疗法和家庭治疗等方法,配合药物治疗效果会更明显。其中,认知行为疗法对双相障碍的治疗效果已得到了多项临床试验的支持,而且认为该疗法更适用于双相抑郁的治疗[29]。

> 单胺递质的平衡是在微观层面上探讨个体的平衡,是以上三个层次平衡的基础。

综上,单胺递质的平衡是在微观层面上探讨个体的平衡,这个层次的平衡是以上三个层次平衡的基础,如果这个平衡被打破了,那么其他平衡也较难维持。

(二)管理和平衡之度的掌握

1. 杨修之死

"杨修之死"可以看作关于领导和员工之间"度"的把握的经典案例。关于杨修其人,笔者不多详述,这里我们分析一下杨修是如何一步步把自己"作死"的,且看杨修死前发生的一系列事情。

第一次,曹操让人造花园,完工后不说好不好,只在门上写了"活"字,杨修猜出了"活"字是嫌门太"阔"的意思。这次事情的结果是——"操虽称美,心甚忌之"。

第二次,塞北给曹操进贡了一盒酥,曹操在上面写了"一合酥",杨修取来勺子和大家一起把酥吃掉了,再次点破曹操关于"一合酥"是"一人一口酥"的意思,结果是——"操虽喜笑,而心恶之"。

第三次,曹操有疑心病,老怕别人暗害他。有天他睡觉时把给他盖被的侍卫杀了,大家都以为曹操是"梦中杀人",只有杨修识破了曹操的意图并在侍卫下葬时叹道:"丞相非在梦中,君乃在梦中耳!",结果不言而喻——"操闻而愈恶之"。

第四次，杨修与曹植交好，曹操想立曹植为世子，曹丕慌了，密请吴质入府商议此事。杨修知道了就上报曹操此事，却被吴质以"绢匹之计"挡了过去，结果是——"操因疑修谮害曹丕，愈恶之"。

第五次，曹操想试试曹丕和曹植的才华，常问其军国之事。杨修教曹植如何回答，曹植对答如流，曹操很是疑惑。曹丕暗中买通左右将此事告知曹操，结果是——"操见大怒曰：'匹夫安敢欺我耶！'"，此时已有杀杨修的心了。

以上种种，导致"鸡肋事件"的产生，最终杨修被曹操借霍乱军心之名诛杀，死的时候才 44 岁。通过以上事件，我们可以清晰地看到曹操对于杨修态度的逐步变化，他们之间的矛盾不是一次性产生的，而是不断累积发展的，这是量的积累达到的质的飞跃，这就是"度"。杨修用小聪明挑战曹操的作为领导的权威，曹操的底线被突破，才使得他痛下杀手。

除去曹操的"妒"和杨修的"恃才"等因素外，杨修之死值得我们深思。放到管理中，可见无论是员工还是管理者，都要讲究度的把握。

2. 什么是"度"？

《孟子·梁惠王上》里说："权，然后知轻重；度，然后知长短"，这里的度是度量的意思。儒家讲度，儒家的度在中庸，在于因时、因物、因事、因地而制宜，这是一种动态平衡。而在哲学意义上，度是质和量的统一范畴，是事物保持其质与量的界限、幅度和范围。量的积累可以达到质的飞跃，质量互变的标志在于：事物的变化是否超出了度。这说明我们在实践过程中，要掌握适度的原则，防止"过犹不及"。

现代经营管理之父法约尔在他的著作中《工业管理与一般管理》中指出：管理，就是实行计划、组织、指挥、协调和控制；法约尔认为"在管理方面，没有什么死板和绝对的东西，这里全部是尺度问题"，他说："没有原则，人们就处于黑暗和混乱之中；没有经验与尺度，即使有最好的原则，人们仍将处于困惑不安之中"，要使管理真正有效，还必须积累自己的经验，并适宜地掌握、合理运用这些原则的尺度[30]。

正如法约尔所言，管理并不同于物理学，它不是一门异常精

在实践过程中，要掌握适度的原则，防止"过犹不及"。

管理者能够把握好管理之度，就能最大限度地发挥管理的作用。

确的学科，管理中存在诸多人为因素，常常受到管理主客体的影响。管理者能够把握好管理之度，就能最大限度地发挥管理的作用，激发员工的潜能，有效协调各组织要素，从而实现组织目标，使组织管理保持动态平衡，实现稳态发展。

3. 如何把握好"度"？

① 赏罚要分明，激励须有度

企业中，管理者常常面临一个困境：为什么加大了激励力度，员工的积极性反而不如之前呢？这就涉及激励的度的把握问题。管理者在进行激励时有没有正确把握度？怎样把握好激励的度，才能使员工发挥最大的潜能？

首先，我们要搞清楚什么叫作激励，心理学概念上的激励是指某种动机产生的原因，简单地说就是什么原因促使个体做出某种行为或者行为倾向。美国管理学家斯蒂芬·罗宾斯在《组织行为学》一书中认为：激励是通过高水平的努力实现组织目标的意愿，而这种努力以能够满足个体的某些需要为条件。在管理领域内，激励可以理解为激发员工的活力、创造力，引导其行为，目的在于推动其为组织创造更高的效益。管理者都希望得到员工的认可，希望员工具有高的敬业度、强的忠诚度，还希望他们对企业有较好的满意度和认可度。那就要好好地把握这个激励的度。

美国心理学家亚伯拉罕·马斯洛 1943 年在《人类激励理论》论文中提出：人类需求像阶梯一样从低到高按层次分为五种，分别是生理需求、安全需求、社交需求、尊重需求和自我实现需求[31]。使用需要层次理论作为激励指导的前提是需要了解员工的需要。因为在不同组织中、不同时期的员工以及组织中不同的员工的需要充满差异性，而且经常变化。因此，管理者应该经常性地用各种方式进行了解，弄清员工未得到满足的需要是什么，然后有针对性地进行激励[32]。

掌握激励的强度。

首先，掌握好激励的强度。德国经济学家戈森曾提出一个有关享乐的法则：同一享乐不断重复，则其带来的享受逐渐递减。这个法则慢慢演变出了经济学里有名的"边际效用递减"规则。通俗点来讲就是：开始的时候，收益值很高，越到后来，收益值就越少。所以对激励强度来说，强度不能太高，也不能太低，蜻蜓点水不可取，一步到位也不可取。在实际工作中，我们要建立既具有行业竞争性，又满足企业长远发展需求的动态激励体系。如同俗语所言："施恩宜先淡而后浓"，激励要循序渐进，根据实施情况进行动态调整，从小到大，由轻到重，才可以不断地发挥激励的效用，提高员工的积极性。

其次，掌握激励的平衡。中国古代哲学家老子在《道德经》里说："天之道，损有余而补不足。人之道则不然，损不足以奉有余"。无独有偶，西方文化中的圣经《新约·马太福音》有一则寓言："凡有的，还要加倍给他，叫他多余；没有的，连他所有的也要夺过来"。这就是社会学中一个有意思的现象：两极分化现象，富的更富，穷的更穷。也叫作马太效应，主要是指强者愈强、弱者愈弱的现象。

在管理中也同样会面临这样的问题：不患寡而患不均。这里说不均当然不是说一定要平均分配，诚然，不均等的分配在一定程度上会起到若干的激励作用。但这个不均等如果差距过大且师出无名，那必然会超过员工的心理承受限度，就会有反作用，导致员工心理不平衡，进而损害他的积极性。所以要把握好激励的平衡，使之张弛有度，不能厚此薄彼。如果有不均等的分配，也要做出恰当的说明、合理的引证。在适度的竞争中提高员工的积极性，激发其创造性，使其更好地为组织服务。

② 刚柔与并济，张弛须有度

在人力资源管理中，传统的刚性管理已经严重限制了员工的创新性和主动性，现在提倡的是柔性管理。相对于刚性管理而言，柔性管理是以人为中心的管理方式，是根据共同价值观和企业文化进行的人本管理。柔性管理最大的特点在于不依靠外力，而是依靠人的解放、权利平等和民主管理，从内心深处来激发每个人的内在潜力、主动性和创造精神，使他们能真正做到心情舒畅，并不遗余力地为单位不断开拓创新[33]。柔性管理在人力资源管理的过程中，要体现出人际关系的和谐、团队之间的协作、组织结构的灵活、对外部反应的敏捷，以及对目标实现的韧性等柔性特征[34]。

在管理过程中，在获得权利的同时，管理者也要承担一定的责任，更要具备相应的管理能力，协调组织工作，完成组织任务，

掌握激励的平衡。

提倡柔性管理。

实现组织目标。作为企业的掌舵人,要使组织的大船在市场洪流中劈风斩浪、平稳前行,度是必然要把握的,不能因毫厘之差,结果导致千里之谬。正所谓"一张一弛才是文武之道"。所以,管理者要合理掌握度的把控以进行柔性管理,在管理过程中把握好严和宽的界限之度,做到张弛有度。

决策柔性化。

柔性管理具体表现在决策柔性化和激励柔性化中,其中决策柔性化就涉及领导对度的把握。传统的决策方式是"一言堂"式的刚性管理,权利集中在领导手中,但这种方式已经过时;"群言堂"才是主流,让员工独立发表自己的看法和意见,综合讨论

激励柔性化。

后择优而行,这样才是柔性决策,才是适度。激励柔性化是指除了物质激励,还要考虑精神上的激励。精神激励能够增加员工的荣誉感,提高其工作的积极性。单一的物质激励和单一的精神激励都不可取。因此,管理者要把握好物质和精神激励两者之间的协调,把握好度,以期达到理想的效果。此外,还要把制度化管理和民主化管理结合起来,有效地统一原则性和灵活性,使其互相补充,相辅相成;把制度的刚性和以人为本的柔性结合起来,精确把握管理尺度,从而使员工发挥更大潜力,给企业带来不断的生机和活力。

③ 不偏且不倚,集分权有度

在组织中,集权是指决策权在管理高级层级的一定程度的集中;分权则是最高领导层集中少数关系全局利益以及重大问题的决策权,而把生产管理决策权分给低层组织,以发挥其主动性和创造性的一种管理方式。

在管理过程中集权和分权是相对和并行的。

在中国古代,有宋太祖"杯酒释兵权"而实现了中央集权,也有明熹宗过度分权导致的党争祸国。同样,在管理过程中集权和分权是相对和并行的,绝对的集权和绝对的分权都是不可行的。1997 年美的公司出现业绩下滑、利润收缩的严重现象,董事局主席何享健当机立断,决定进行事业部分权改革。当时在国内分权还是比较少见的,这一举动引起很多人的关注和重视。当年一同打拼的元老们颇有不满,何享健则让秘书搬来一台电脑并发话:"谁能玩得转,明天就官复原职!"。所谓能者上,庸者下,元老们学历有限,对新兴的计算机并不了解,只能作罢。最终,权力开始下放,集权现象有所改善,经营情况也随之好转。

　　无论是国家还是企业,高效的管理者都懂得对权力的合理分配。领导者不可能做到事事亲力亲为,事必躬亲只会造成管理者自身任务繁重、管理工作难度增大,还会打击下属的工作积极性。适度的分权不但可以减轻高层管理人员的负担,更能够调动员工的工作积极性。然而,过度分权会形成权力下滑的不良局面,有损统一。因此,管理过程中要把握好分权的度,做到"大权独揽,小权下放"。当然,分权并不意味着不管不问,分权后,管理者还要做好监督工作,适时了解相关工作的进展,下属也要对各种变化等及时汇报。正如何享健对美的分权事件的总结,十六字管理真言:"集权有道、分权有序、授权有章、用权有度"。

> 管理过程中要把握好分权的度。

　　月圆则缺,水满则溢,度和平衡总是不断出现在我们的生活中。无论是企业员工还是处于高位的管理者,如果能好好领悟和平衡好关系的协调与度的把握,对管理和自身都具有极大的帮助。

四　平衡心理治疗在 EAP 中的运用

(一) 什么是 EAP 服务

　　EAP(Employee Assistance Programs)起源于美国,最初用于解决因员工酗酒、吸毒、药物滥用等不良行为对员工和企业的影响。随着该应用的迅速发展,除解决以上不良行为外,EAP 逐渐发展为以员工心理健康为核心,运用专业化、系统化的方法为员工提供关于家庭、法律、医疗等更广泛的社会问题的帮助。

　　1994 年据美国 50 家公司调查显示:由于使用了 EAP,员工缺勤率降低了 21%,工作事故降低了 17%,生产率则提高了 14%[35]。EAP 是被实践证明能够解决员工心理问题、保持员工心理健康的有效措施,给组织带来巨大的经济利益的同时,也带来了较大的社会效益。

　　目前国内外关于 EAP 的定义暂未统一,我们采用国内学者张西超的观点:EAP 是由组织为员工设置的一项系统的、长期的援助和福利计划。通过专业人员对组织进行诊断、建议,以及对员工及其直接家属进行专业指导、培训和咨询,旨在帮助解决员工及其家庭成员的心理和行为问题,以提高员工在组织中的工作绩效,改善组织管理[36]。

（二）EAP 在中国

EAP 是 20 世纪 20 年代产生的新事物,60～70 年代在社会上得到认可和广泛应用,并随着经济全球化的发展逐渐引入欧洲等地。1998 年 EAP 进入中国,宝洁中国、诺基亚等少数跨国公司开始使用 EAP[37]。2001 年 3 月,由北京师范大学心理系博士张西超主持的中国内地第一个完整的本土 EAP 项目——联想客户服务部的 EAP 开始实施。2003 年,中国第一届 EAP 年会在上海召开。2004 年,上海市徐汇区人民政府的 EAP 项目启动,这是中国第一个政府 EAP 项目。2005 年,第一家中外合资的 EAP 服务机构北京盛心阳光国际企业咨询公司成立。直至今日,EAP 在国内已经走过了十余载的历程,得到了快速的发展与推广,不仅仅在企业,高校、政府乃至军队等都认识到 EAP 的巨大价值,开设了诸多相关项目。

我国是有着五千年历史文明的国家,有着自己独特文化和传统,人们长久以来形成的观念,以及政治经济等现实决定了我国的 EAP 要关注的重点异于西方国家的现有模式。区别于西方关注酗酒、药物滥用及艾滋病等问题,我国的 EAP 更多关注工作压力、个人的职业生涯发展、工作和生活的平衡、人际关系与沟通、婚姻家庭、个人心理健康状况等问题。

我国的 EAP 更多关注工作压力、个人的职业生涯发展、工作和生活的平衡、人际关系与沟通、婚姻家庭、个人心理健康状况等问题。

因此,我国 EAP 的发展,借鉴西方的同时,更要立足本土,发展符合中国企业和社会实际需要的员工援助计划。

（三）平衡心理治疗在 EAP 项目中的应用设想

我们可以把立足本土并吸收了西方心理治疗结晶的平衡心理治疗运用在管理之中,在 EAP 项目的心理咨询与治疗阶段,通过关系的协调和度的把握,从各个方面调节,促进个体与组织达到理想的状态。

目前,平衡心理治疗已经应用于临床,主要是心理治疗和咨询方面。平衡心理治疗运用于 EAP 中需要根据援助对象的实

际情况,制定严密谨慎的方案。平衡心理治疗在 EAP 中的实践
应用尚处在起步阶段,不过理论体系已基本构建完成,并在不断
优化和完善,我们相信这是适合中国本土的创新疗法,未来必将
大放异彩。

参考文献

[1] 冷冰洁.霍桑实验对处理企业危机的启示[J].企业文化(中旬刊),2014,(5):163-163.

[2] 张亚莉,安琨.以人为本—梅奥人际关系理论[J].管理科学文摘,2000,(1):27-28.

[3] 韩宁会.人际关系学派注重"人的因素"的启示[J].中国人才,2003,(1):34-35.

[4] 海音.职场人心理疲劳指数测试[J].成才与就业,2012,(3):63-64.

[5] 武雁萍.论警察的心理压力及其缓解[J].中国公共安全:学术版,2005,(2):109-113.

[6] 旷美帏.P 公司 EAP 方案设计及实施研究[D].济南:山东大学,2015.

[7] Bronfen Brenner U. The ecology of human development:Experiences by nature and design [M]. Cambridge, Massachusetts:Harvard University Press, 1979.

[8] Schmitt N, Colligan M J, Fitzgerald M. Unexplained physical symptoms in eight organizations:Individual and organizational analyses[J]. Journal of Occupational & Organizational Psychology, 2011, 53(4): 305-317.

[9] Lazarus R, Folkman S. Stress, appraisal and the coping process[M]. NY: Springer Publishing Company, 1984.

[10] 郑雪.外资企业员工群体间应激的比较[J].应用心理学,1995,1:49-55.

[11] Moen P, Wethington E. The Concept of Family Adaptive Strategies[J]. Annual Review of Sociology, 1992, 18(1):233-251.

[12] 李原.性别、工作和家庭[J].社会心理研究,2008,75(4):41-48.

[13] Blair-Loy M, Wharton A S. Organizational Commitment and Constraints on Work-Family Policy Use:Corporate Flexibility Policies in a Global Firm[J]. Sociological Perspectives, 2004, 47(3):243-267.

[14] Poelmans S, Caligiuri P. Harmonizing Work, Family and Personal Life. From Policy to Practice[M]. Cambridge,England:Cambridge University Press, 2008.

[15] 苏静静,张大庆.世界卫生组织健康定义的历史源流探究[J].中国科技史杂志,2016,37(4):485-496.

[16] 雷久南.身心灵整体健康[M].台湾:台北慧炬出版社,2000.

[17] 陈丽云.身心灵全人健康模式:中国文化与团体心理辅导[M].北京:中国轻工业出版社,2009.

[18] Chow AYM. The development of a practice model for working with the bereaved relatives of cancer patients[D]. Unpublished Master's dissertation, Department of Social Work and Social Administration, University of Hong Kong, 1995.

[19] 印会河.中医基础理论[M].上海:上海科学技术出版社,1984.

[20] 吴燕.身心灵全人健康模式在大学新生心理健康教育中的运用[J].长春教育学院学报,2014,30(12):70-72.

[21] 高慧,李昌俊,李静等.身心灵全人健康模式干预述评[J].学园,2011,(1):62-64.

[22] 彭聃龄.普通心理学[M].北京:北京师范大学出版社,2010.

[23] 周彬.论科学创造心理的"知、情、意"和谐[J].合肥工业大学学报(社会科学版),2002,(5):13-15.

[24] 建林.医学心理学[M].上海:复旦大学出版社,2005.

[25] 章明明,张积家.心理冲突与应激水平、主观幸福感关系研究[J].华中师范大学学报,2005,44(4):116-119.

[26] Modig S, Kristensson J, Ekwall A K, et al. Frail elderly patients in primary care-their medication knowledge and beliefs about prescribed medicines[J]. European Journal of Clinical Pharmacology, 2009, 65(2):151-155.

[27] Zhang JT. Progress in Neuropharmacology[M]. Beijing: People's Medical Publishing House, 2002.

[28] 杨权,林凌云,李景吾等.抑郁症患者血清细胞因子水平的研究[J].中华精神科杂志,2001,34(1):13-14.

[29] Vieta E, Colom F. Psychological interventions in bipolar disorder:From wishful thinking to an evidence-based approach [J]. Acta Psychiatrica Scandinavica, 2004, 110(Supplements422):34-38.

[30] 法约尔·亨利.工业管理与一般管理[M],北京:机械工业出版社,2013.

[31] Huitt W. Maslow's hierarchy of needs[J]. Educational psychology interactive, 2004.

[32] 吴照云.市场营销[M],北京:经济管理出版社,2012

[33] 李中斌,李文芳.企业人力资源柔性管理研究述评[J].重庆工学院学报(社会科学版),2009,23(1):14-17+41

[34] 冯德雄.论柔性管理在企业人力资源管理中的应用[J].武汉理工大学学报:信息与管理工程版,2007(8):160-163.

[35] 李志,李姝,牛丽琴.EAP在中国企业人力资源管理中的应用探析[J].职业时空,2005,(22):56-58.

[36] 张西超.员工帮助计划与中国企业[J].中国印刷,2003,(11):8-11.

[37] 张西超,赵然等.EAP在中国[J].中国人力资源开发,2013,(12):52-65.

（孙越　袁勇贵）

第十五章

团体平衡心理治疗对惊恐障碍患者的疗效研究

惊恐障碍是一种急性焦虑障碍,是一类在普通人群中非常普遍的精神障碍。

惊恐障碍患者的主要临床表现为惊恐发作,指突然出现的极度焦虑状态,并伴随灾难临头的想法和躯体症状。

一 惊恐障碍概述

惊恐障碍是一种急性焦虑障碍，是一类在普通人群中非常普遍的精神障碍。在美国精神医学会第 5 版的《精神障碍诊断与统计手册》(The Diagnostic and Statistical Manual of Mental Disorders，Fifth Edition，DSM-5)中惊恐障碍的诊断如下[1]：患者反复出现不期而来的惊恐发作。惊恐发作被定义为在一段时间(1 个月)内有强烈害怕或不适感受，表现为反复出现不可预期的惊恐症状或可预期的惊恐症状，一般在 10 分钟内达到高潮，在安静或焦虑状态下伴随至少 4 种症状出现：① 心悸，心慌或心跳加速；② 发抖或震颤；③ 出汗；④ 呼吸急促；⑤ 胸痛或胸部不适；⑥ 窒息感；⑦ 头晕或昏沉；⑧ 恶心或腹部不适；⑨ 哽噎感；⑩ 害怕失去控制或即将发疯；⑪ 现实解体或人格解体；⑫ 感觉异常及冷战或热潮红；⑬ 濒死感等。

惊恐障碍患者的主要临床表现为惊恐发作，指突然出现的极度焦虑状态，并伴随灾难临头的想法和躯体症状。惊恐发作症状通常持续 20～30 分钟，在 10 分钟左右症状达到高峰，最主要的精神症状是极度的恐惧，有濒死感或失去理智[2]。惊恐障碍具有特殊的生理和心理特征，生理特征通常与自主神经激活有关，包括心悸、头晕、震颤、胸部不适、出汗、冷热交替、胃肠道不适等[3]。美国惊恐障碍的终生患病率为 2.7%[4]，而在韩国，其终生患病率则达到 6.4%[5]。在我国，惊恐障碍患者反复就诊于各大综合医院的心内科或呼吸科，却总是查不出病因，因此占用了大量的医疗资源，也给患者带来了巨大的经济负担和精神痛苦。患者长期受到惊恐相关症状的影响，却得不到有效的治疗，严重影响着患者的生存质量及社会功能[6]。一方面可能是由于人们对心理疾病认识不足，另一方面也有可能是因为我国心理学起步较晚，发展还不完善。在美国精神障碍研究中，惊恐障碍对患者产生的影响仅次于抑郁症[7]。更重要的是在临床精神疾病中惊恐障碍已成为影响患者自杀的独立因素[8]。惊恐障碍不仅是临床问题，也是社会经济问题。韩国卫生部最新研究表明，11%的精神卫生服务用于治疗惊恐障碍[5]。

患者长期受到惊恐相关症状的影响，却得不到有效的治疗。

惊恐障碍的心理治疗

研究发现,用于治疗惊恐障碍的心理治疗方法包括心理教育、支持性心理治疗、行为治疗、认知治疗、认知行为疗法和精神动力疗法。认知行为疗法目前是惊恐障碍治疗的黄金标准,具有良好的治疗反应[9]。研究证明认知行为疗法与体育锻炼都能够改善惊恐障碍患者的焦虑症状,但认知行为疗法的效果更优于体育锻炼[10]。Pailhez 等[11]对惊恐障碍患者进行认知行为疗法治疗,结果发现治疗结束之后惊恐发作的症状有显著的改善。然而在后期随访调查中发现,有些患者的症状持续改善,而其他人的症状却有反复[9]。现有调查研究显示,有 5%～30%的经过认知行为疗法成功缓解急性焦虑状态的惊恐障碍患者在 1～2年内复发[12]。认知行为疗法治疗惊恐障碍患者的随访研究发现,大多数的患者具有波动的治疗过程,虽然 75%的患者在 24个月的随访中无惊恐发作,但仅有 21%的患者符合高标准水平的无惊恐发作[13]。所以仍需要不断发展出新的心理治疗方法,以更好地应用于惊恐障碍的治疗,使惊恐障碍患者恢复身心健康。

 平衡心理治疗

(一) 概述

平衡心理治疗(Balancing Psychotherapy,BPT)是一种建立在东方哲学体系上的新型心理治疗技术,BPT 认为情绪障碍是由于个体潜意识中矛盾冲突产生的。当矛盾冲突积攒到超过人体所能承受的极限之后就会打破个体原来的平衡状态,就会表现出各种症状,如抑郁、焦虑、惊恐、躯体化等[14]。平衡和失衡是宇宙的总规律,也是社会的总规律,而人们毕生都在追求平衡,防止失衡、补救平衡的过程中生存与发展[15]。其实"心理平衡"就是人们用升华、幽默、外化、合理化等手段来调节对某一事物得失的认识[16]。BPT 整合了精神分析、认知疗法、行为疗法、

人们毕生都在追求平衡、防止失衡、补救平衡的过程中生存与发展。

叙事心理治疗以及积极心理学等多种心理治疗流派的治疗取向,寻求传统的病理心理治疗与当代流行的积极心理治疗的完美融合。它运用平衡学的相关理论,围绕"度"和"关系"两个核心,可采用团体与个体不同的心理治疗方式,帮助个体实现心身平衡状态。正确运用 BPT 有利于认识健康长寿、预防保健、疾病转归的自然规律,提高每个人的心理素质和生存质量。本研究将团队提出的 BPT 方法应用到临床研究中,运用团体治疗的形式,探讨团体平衡心理治疗(Group Balancing Psychotherapy, GBPT)是否可以显著改善惊恐障碍患者的焦虑、抑郁情绪,以及是否能对惊恐障碍严重程度和惊恐相关症状产生积极的影响,以期增加惊恐障碍的新型心理治疗方法。

(二) GBPT 过程

表 1　GBPT 治疗过程

治疗次数	主题	主要内容
第 1 次	相识与关系建立	设定 GBPT 的目标;成员自我介绍与初步形成,简单介绍 BPT
第 2 次	领悟平衡心理治疗	结合惊恐障碍症状介绍平衡心理的内容;呼吸放松训练;家庭作业
第 3 次	惊恐障碍症状分析	介绍惊恐障碍的相关症状并具体分析,剖析心理失衡原因;肌肉放松训练;家庭作业
第 4 次	直面惊恐症状和广场恐惧情境	引导成员总结治疗心得,帮助成员直面惊恐症状和广场恐惧情境;放松训练;家庭作业
第 5 次	合理控制情绪	通过故事讲解使成员明白情绪的表达需适度,学会合理控制情绪;放松训练,家庭作业
第 6 次	发现资源,学会互助	介绍社会支持的重要性,帮助成员发现、建立和应用身边的社会支持,家庭作业
第 7 次	表达治疗信心	引导成员进行自我分析,表达治疗信心,改善不良情绪;放松训练,家庭作业
第 8 次	回顾总结,预防发作	复习战胜惊恐的方法;应对挫折;预防复发;处理团体成员的分离

四　研究对象及研究工具

纳入标准:① 符合 DSM-5 惊恐障碍诊断标准;② 惊恐障碍严重程度量表得分≥10 分;③ 年龄 18~65 岁;④ 具有小学以上

文化程度,能读、听、写、说,可对问卷理解正确并能够回答问题者;⑤ 意识清楚,能良好表达自己的意愿;⑥ 心、肝、肾等功能基本正常,无特殊用药者;⑦ 经研究者解释说明,自愿参加本研究的患者,并与其签署"知情同意书"。

排除标准:① 存在严重沟通障碍者(读、听、写、说障碍者),不能对问卷正确理解和回答者;② 患者伴有严重的心、肝、肾等躯体疾病,药物依赖,妊娠或哺乳期妇女;③ 患者本人或者家属拒绝参加本研究的患者。

研究工具:一般资料调查表、状态–特质焦虑量表(State-Trating Anxiety Inventory,STAI)、广泛性焦虑量表–7(Generalized Anxiety Disorder-7,GAD-7)、患者健康问卷–9(Patient Health Questionnaire-9,PHQ-9)、惊恐障碍严重程度量表(Panic Disorder Severity Scale,PDSS)、惊恐相关症状量表(Panic-Associated Symptom Scale,PASS)、心率变异性(Heart Rate Variability,HRV)。

五 研究过程

(一)研究流程

本研究通过对照研究,探讨 GBPT 的干预疗效。研究将惊恐障碍患者分为团体治疗组和对照组。团体治疗组的惊恐障碍患者在常规精神科药物治疗的基础上,进行 8 次 GBPT 治疗;而对照组的惊恐障碍患者只进行常规精神科药物治疗,不进行任何心理治疗处理。GBPT 每周一次,一共 8 次,每次 60~90 分钟。研究流程图如下:

为了更好地了解惊恐障碍患者的心理状况及诉求,在正式开始团体治疗前,对患者进行前期访谈,为下一步的治疗奠定基础。指导者对每个患者进行 25min 左右的入组前访谈,以了解惊恐障碍患者的病情严重程度及其抑郁、焦虑程度,并将访谈过程和访谈结果中的发现向督导报告,在精神科医师的指导下进行充分的讨论,以排除病情非常严重等不适合接受 GBPT 的患者。对于病情非常严重而被排除的患者,指导者会将情况告知

团体治疗组的惊恐障碍患者在常规精神科药物治疗的基础上,进行 8 次 GBPT 治疗。

其家人并建议求医。

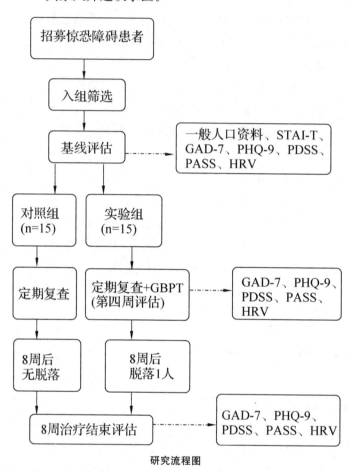

研究流程图

（二）数据收集

在数据收集过程中,基线期时两组患者都需要填写一般人口资料、TAI、GAD-7、PHQ-9、PDSS、PASS和测量HRV;在治疗四周后,仅团体治疗组患者完成GAD-7、PHQ-9、PDSS、PASS的填写和HRV的测量;在治疗第8周两组患者再次填写GAD-7、PHQ-9、PDSS、PASS和测量HRV。

本研究的所有患者都签署知情同意书,在患者知情并同意的基础上遵循自愿原则参加本研究。本研究在研究过程中尊重患者的隐私权,并对收集的患者资料信息严格保密。在治疗过程中给患者提供平衡心理治疗的指导手册,帮助患者更好地学

在研究过程中尊重患者的隐私权,并对收集的患者资料信息严格保密。

习平衡心理治疗理论与方法,恢复身心健康。

 研究结果

(一) 团体治疗组和对照组人口统计学分析

表 2　患者一般人口统计学资料

项目	类别	团体治疗组 n=14(%)	对照组 n=15(%)	x^2/t	P
年龄(年)		42.07±10.18	40.60±12.30	0.12	0.74
性别	男	6(42.9)	5(33.3)	0.28	0.60
	女	8(57.1)	10(66.7)		
婚姻状况	未婚	1(7.1)	2(13.3)	1.34	0.51
	已婚	12(85.8)	13(86.7)		
	离异/丧偶	1(7.1)	0(0)		
文化程度	小学及以下	0(0)	1(6.7)	1.31	0.86
	初中	2(14.3)	3(20)		
	高中/中专	4(28.6)	3(20)		
	大专	3(21.4)	3(20)		
	本科及以上	5(35.7)	5(33.3)		
宗教信仰	有	1(7.1)	1(6.7)	0.003	0.96
	无	13(92.9)	14(93.3)		
是否首发	是	4(28.6)	3(20)	0.29	0.59
	否	10(71.4)	12(80)		

　　由表 2 可见,团体治疗组与对照组共 29 名患者(女=18,男=11)完成本研究,经过卡方检验、独立样本 t 检验分析后,发现团体治疗组和对照组患者在年龄、性别、婚姻状况、文化程度、宗教信仰、是否为首发,差异均无显著性($P>0.05$),因此,可对两组患者的数据资料进行对比。

(二) 惊恐障碍患者心理健康状况及惊恐相关情况

　　为了检验团体心理治疗及药物治疗前惊恐障碍患者的心理健康状况及惊恐症状程度,本研究对惊恐障碍患者治疗前数据进行独立样本 t 检验,统计结果见表 3。

表3 惊恐障碍患者的心理健康状况及惊恐症状程度 ($x\pm s$)

	TAI	GAD-7	PHQ-9	PDSS	PASS
团体治疗组	45.31±6.43	14.29±1.77	15.07±1.90	13.43±3.03	15.36±1.55
对照组	48.13±7.72	13.93±2.15	14.93±1.83	13.93±1.91	15.60±2.06
t	−1.05	0.48	0.20	−0.54	−0.36
P	0.30	0.64	0.84	0.59	0.72

表3显示,在 GBPT 开始之前,团体治疗组与对照组惊恐障碍患者的 TAI、GAD-7、PHQ-9、PDSS、PASS 量表得分差异均无显著性(均 $P>0.05$)。表明团体治疗组与对照组惊恐障碍患者的焦虑特质、焦虑情绪、抑郁情绪、惊恐障碍严重程度、惊恐障碍相关症状均无显著差异,两组被试在干预治疗前是同质的。

(三)团体治疗组与对照组焦虑情绪的结果比较

表4 团体治疗组与对照组焦虑情绪(GAD-7)的比较 ($x\pm s$)

组别	人数	治疗前	4 周后	8 周后	F/t	P	减分值
团体治疗组	14	14.29±1.77	5.21±2.23	2.00±1.80	$F=150.56$	<0.001	−12.29±2.13
对照组	15	13.93±2.15		6.73±2.34	$t=9.84$	<0.001	−7.20±2.83
t		0.48		−6.07			−5.43
P		0.64		<0.001			<0.001

注:"减分值"是指用8周后的分值减去治疗前的分值所得到的差值。

表4显示,在 GBPT 开始之前,团体治疗组与对照组惊恐障碍患者的 GAD-7 得分无显著差异($t=0.48$, $P>0.05$);团体治疗组和对照组 8 周后的 GAD-7 分值之间存在显著差异($t=-6.07$, $P<0.001$);团体治疗组经过团体治疗之后,焦虑得分显著下降($F=150.56$, $P<0.001$),对团体治疗组治疗前、4 周和 8 周的数据进行事后多重比较发现,团体治疗组治疗前、4 周和 8 周的 GAD-7 分值逐渐降低,且两两之间分值皆存在显著差异($P<0.001$);对照组 8 周后的 GAD-7 得分相比于基线期显著降低($t=9.84$, $P<0.001$);团体治疗组与对照组患者 GAD-7 分数的减分值之间也存在显著差异($t=-5.43$, $P<0.001$),团体治疗组的患者的 GAD-7 减分值显著大于对照组。

（四）团体治疗组与对照组抑郁情绪的结果比较

表 5　团体治疗组与对照组抑郁情绪（PHQ-9）的比较　　　（$x \pm s$）

组别	人数	治疗前	4周后	8周后	F/t	P	减分值
团体治疗组	14	15.07±1.90	5.21±2.33	1.79±1.42	F=136.57	<0.001	−11.07±2.09
对照组	15	14.93±1.83		6.53±1.41	t=16.95	<0.001	−8.40±1.92
t		0.20		−9.03			−3.59
P		0.84		<0.001			0.001

注："减分值"是指用8周后的分值减去治疗前的分值所得到的差值。

表 5 显示，在 GBPT 开始之前，团体治疗组与对照组的 PHQ-9 得分无显著差异（t=0.20，P>0.05）；团体治疗组和对照组 8 周后的 PHQ-9 分值之间存在显著差异（t=−9.03，P<0.001）；团体治疗组经过团体治疗之后，PHQ-9 得分显著下降（F=136.57，P<0.001），对团体治疗组治疗前、4 周和 8 周的数据进行事后多重比较发现，团体治疗组治疗前、4 周和 8 周的 PHQ-9 分值逐渐降低，且两两之间的分值皆存在显著差异（P<0.001）；对照组 8 周后的 PHQ-9 得分相比于基线期显著降低（t=16.95，P<0.001）；团体治疗组与对照组患者 PHQ-9 分数的减分值之间存在显著差异（t=−3.59，P<0.01），团体治疗组患者的 PHQ-9 减分值显著大于对照组。

（五）团体治疗组与对照组惊恐障碍严重程度的结果比较

表 6　团体治疗组与对照组惊恐障碍严重程度（PDSS）的比较　　　（$x \pm s$）

组别	人数	治疗前	4周后	8周后	F/t	P	减分值
团体治疗组	14	13.43±3.03	5.57±2.41	2.21±1.05	F=86.46	<0.001	−11.21±3.02
对照组	15	13.93±1.91		7.00±2.20	t=13.09	<0.001	−6.93±2.05
t		−0.54		−7.37			−4.50
P		0.59		<0.001			<0.001

注："减分值"是指用8周后的分值减去治疗前的分值所得到的差值。

表 6 显示，在 GBPT 开始之前，团体治疗组与对照组的 PDSS 得分无显著差异（t=−0.54，P>0.05）；团体治疗组和对照组 8 周后的 PDSS 分值之间存在显著差异（t=−7.37，P<

0.001);团体治疗组经过团体治疗之后,PDSS 得分显著下降(F=86.46,P<0.001),对团体治疗组治疗前、4 周和 8 周的数据进行事后多重比较发现,团体治疗组治疗前、4 周和 8 周的 PDSS 分值逐渐降低,且两两之间的分值皆存在显著差异(P<0.001);对照组 8 周后的 PDSS 得分相比于基线期显著降低(t=13.09,P<0.001);团体治疗组与对照组患者 PDSS 分数的减分值之间存在显著差异(t=-4.50,P<0.001),团体治疗组的患者的 PDSS 减分值显著大于对照组。

(六)团体治疗组与对照组惊恐相关症状的结果比较

表7　团体治疗组与对照组惊恐相关症状(PASS)的比较　($\bar{x}\pm s$)

组别	人数	治疗前	4 周后	8 周后	F/t	P	减分值
团体治疗组	14	15.36±1.55	4.43±2.07	1.64±1.22	F=271.03	<0.001	-13.71±1.82
对照组	15	15.60±2.06		7.53±1.36	t=12.68	<0.001	-8.07±2.46
t		-0.36		-12.29			-6.99
P		0.72		<0.001			<0.001

注:"减分值"是指用 8 周后的分值减去治疗前的分值所得到的差值。

表 7 显示,在 GBPT 开始之前,团体治疗组与对照组的 PASS 得分无显著差异(t=-0.36,P>0.05);团体治疗组和对照组 8 周后的 PASS 分值之间存在显著差异(t=-12.29,P<0.001);团体治疗组经过团体治疗之后,PASS 得分显著下降(F=271.03,P<0.001),对团体治疗组治疗前、4 周和 8 周的数据进行事后多重比较发现,团体治疗组治疗前、4 周和 8 周的 PASS 分值逐渐降低,且两两之间的分值皆存在显著差异(P<0.001);对照组 8 周后的 PASS 得分相比于基线期显著降低(t=12.68,P<0.001);团体治疗组与对照组患者 PASS 分数的减分值之间存在显著差异(t=-6.99,P<0.001),团体治疗组患者的 PASS 减分值显著大于对照组。

（七）团体治疗组与对照组心率变异性的结果比较

表 8　团体治疗组与对照组 HRV 的比较　　　　　($x\pm s$)

组别		治疗前	4 周后	8 周后	F/t	P	减分值
团体治疗组	平均心率(MR)	74.79±16.07	71.93±15.67	74.93±13.61	F=0.18	0.84	
	总能量(TP)	7.28±1.06	7.00±0.99	7.21±1.07	F=0.28	0.76	
	低频(LF)	5.93±0.89	5.84±1.11	5.52±1.05	F=0.62	0.54	
	高频(HF)	5.32±0.86	5.42±0.84	5.46±1.00	F=0.10	0.91	
	LF/HF	1.13±0.17	1.08±0.15	1.02±0.17	F=1.52	0.23	
对照组	平均心率(MR)	71.80±10.48		73.47±11.84	t=−0.71	0.49	
	总能量(TP)	7.02±0.79		6.89±1.00	t=0.64	0.53	
	低频(LF)	5.63±0.94		5.35±1.30	t=0.79	0.45	
	高频(HF)	5.32±1.18		5.31±1.12	t=0.08	0.94	
	LF/HF	1.08±0.18		1.02±0.21	t=1.02	0.33	

表 8 显示，在 GBPT 开始之前，团体治疗组与对照组的 HRV 得分无显著差异（$P>0.05$）；团体治疗组和对照组 8 周后的 HRV 分值之间无显著差异（$P>0.05$）；8 周后，团体治疗组与对照组 HRV 得分与治疗前均无显著差异（$P>0.05$）。

七　讨论

（一）GBPT 对惊恐障碍患者焦虑情绪的影响

本研究结果表明，惊恐障碍患者的焦虑情绪平均得分为 14.10,达到了中重度焦虑水平,团体治疗组经过 GBPT 治疗后,焦虑情绪得分相比治疗前出现明显下降,对照组 8 周后焦虑情绪得分也明显下降,团体治疗组与对照组患者焦虑情绪得分的减分值之间也存在明显的差异。表明 GBPT 联合药物治疗与单独的药物治疗都能够有效地改善惊恐障碍患者的焦虑情绪,但 GBPT 联合药物治疗改善患者焦虑情绪效果更好。

本研究结果与 Shim 等[17]对惊恐障碍的研究一致,即惊恐障碍患者的焦虑情绪显著高于健康对照组。Vorkapic 等[18]采用瑜伽治疗或瑜伽合并 CBT 治疗方法治疗惊恐障碍,结果发现惊恐障碍患者从治疗前较高的焦虑水平降低到低焦虑水平,且具有显著差异。我国学者也用不同的治疗方法对惊恐障碍患者进行研究。刘博娜[19]在用催眠疗法治疗惊恐障碍患者的研究中发现,治疗前惊恐障碍患者的焦虑水平较高,经过催眠治疗后患者的焦虑水平显著降低。丛征途[20]研究也发现在基线期,惊恐障碍患者的抑郁情绪的发生率较高,且患者的焦虑情绪比较突出,经过认知行为治疗、药物治疗、联合治疗之后抑郁焦虑情绪皆显著降低。李青栋[21]用汉密尔顿焦虑量表研究惊恐障碍患者的焦虑情绪,结果发现惊恐障碍患者的焦虑情绪显著高于健康对照组,比较单独的药物治疗和心理治疗联合药物治疗发现,心理治疗联合药物治疗组和单独药物治疗组患者的焦虑情绪都显著降低,采用心理治疗联合药物治疗组的患者焦虑情绪要显著低于单独的药物治疗组,这与本研究结果一致。黄敬[22]采用内关认知疗法合并药物治疗惊恐障碍患者,研究中发现内关认知疗法合并药物治疗能够有效地降低患者的焦虑水平,有效地改善患者的焦虑症状和躯体症状,提高患者的生活质量。

GBPT 和催眠疗法、CBT、内关认知疗法在降低惊恐障碍患者的焦虑水平上能够取得一致的效果。

这些研究结果表明,GBPT 和催眠疗法、CBT、内关认知疗法在降低惊恐障碍患者的焦虑水平上能够取得一致的效果。

(二) GBPT 对惊恐障碍患者抑郁情绪的影响

本研究结果表明,惊恐障碍患者的抑郁情绪平均得分为15.00,达到了重度抑郁的水平,团体治疗组经过 GBPT 治疗后,抑郁情绪得分相比治疗前出现明显下降,对照组 8 周后抑郁情绪得分也明显下降,团体治疗组与对照组患者抑郁情绪得分的减分值之间也存在明显差异。表明 GBPT 联合药物治疗与单独的药物治疗都能够有效的改善惊恐障碍患者的抑郁情绪,但GBPT 联合药物治疗改善患者抑郁情绪效果更好。大量研究发现惊恐障碍患者的抑郁情绪显著高于健康对照组[23,24]。Kim等[25]用正念认知治疗惊恐障碍的研究发现,惊恐障碍患者在接受治疗前,患者贝克抑郁量表得分较高,经过 8 周的正念认知治疗,结果显示患者的抑郁情绪显著降低。本团队前期研究也发现惊恐障碍患者在治疗前有较高的抑郁水平,经过 CBT 治疗后,患者的抑郁情绪显著降低[26]。

GBPT 和正念认知疗法在降低惊恐障碍患者的抑郁水平上能够取得一致的效果。

这些研究结果表明,GBPT 和正念认知疗法在降低惊恐障碍患者的抑郁水平上能够取得一致的效果。

(三) GBPT 对惊恐障碍患者惊恐障碍严重程度的影响

　　本研究结果表明,惊恐障碍患者的惊恐障碍严重程度平均得分达 13.69,团体治疗组经过 GBPT 治疗后,惊恐障碍严重程度得分相比治疗前出现明显下降,对照组 8 周后惊恐障碍严重程度得分也明显下降,团体治疗组与对照组患者惊恐障碍严重程度得分的减分值之间也存在明显差异。表明 GBPT 联合药物治疗与单独的药物治疗都能够有效的改善惊恐障碍患者的惊恐障碍严重程度,但 GBPT 联合药物治疗改善患者惊恐障碍严重程度效果更好。Bergström 等[27]研究发现,无论是使用网络或团体 CBT 治疗方式,都能够有效的改善患者的惊恐障碍严重程度。Choi 等[5]研究发现,CBT 治疗能够改善患者的惊恐障碍严重程度以及灾难化认知。Chambless 等[28]对惊恐障碍患者进行 24 次惊恐聚焦的心理动力疗法,CBT 或应用放松疗法,研究结果显示患者的惊恐障碍严重程度显著降低。同样有研究证明经过 8 周正念认知治疗后,患者惊恐障碍严重程度显著降低且具有统计学意义[29,30]。

　　这些研究结果表明,GBPT 和 CBT、心理动力疗法、放松疗法、正念认知疗法在降低惊恐障碍患者的惊恐障碍严重程度上能够取得一致的效果。

GBPT 和 CBT、心理动力疗法、放松疗法、正念认知疗法在降低惊恐障碍患者的惊恐障碍严重程度上能够取得一致的效果。

(四) GBPT 对惊恐障碍患者惊恐相关症状的影响

　　本研究结果表明,惊恐障碍患者的惊恐相关症状平均得分达 15.48,团体治疗组经过 GBPT 治疗后,惊恐障碍相关症状得分相比治疗前出现明显下降,对照组 8 周后惊恐障碍得分也明显的下降,团体治疗组与对照组患者惊恐障碍相关症状得分的减分值之间也存在明显差异。表明 GBPT 联合药物治疗与单独的药物治疗都能够有效的改善惊恐障碍患者的惊恐相关症状,但 GBPT 联合药物治疗改善患者惊恐相关症状效果更好。本团队前期研究也发现 CBT 能够显著改善患者的惊恐相关症状[26]。

　　这些研究结果表明,GBPT 和 CBT 在降低惊恐障碍患者的惊恐相关症状上能够取得一致的效果。

GBPT 和 CBT 在降低惊恐障碍患者的惊恐相关症状上能够取得一致的效果。

（五）GBPT 对惊恐障碍患者心率变异性的影响

本研究研究了 HRV 中的 TP、LF、HF 及 LF/HF。团体治疗组经过 GBPT 治疗后，未发现 TP、LF、HF 及 LF/HF 各指标治疗前后之间的显著差异，同样，在对照组中，亦未发现对照组患者 TP、LF、HF 及 LF/HF 各指标的 8 周前后之间的显著差异。对惊恐障碍患者 HRV 的研究主要集中在患者和健康对照组之间。在对惊恐障碍患者情绪管理训练的研究中发现，惊恐障碍患者的 HRV 只在受到刺激时会与对照组存在显著差异，在刺激之后研究组与对照组之间未发现显著差异[30]。Tak 等[31]的一项关于 25 -羟基维生素 D 及其与自主功能障碍之间关系的 HRV 横断面研究中发现，TP、VLF、LF、HF、LF/HF 各指标在是否缺乏 25 -羟基维生素 D 的不同人群之间无显著差异。所以本研究有理由推测，HRV 并非一个灵敏的有效指标，并不适合作为评估治疗效果的有效指标，并在未来研究中会进一步验证该结果。

HRV 并非一个灵敏的有效指标。

（六）GBPT 的疗效

本研究首次将 GBPT 运用于惊恐障碍患者。经过 8 次 GBPT，惊恐障碍患者的焦虑情绪、抑郁情绪、惊恐障碍严重程度、惊恐相关症状都得到了有效的改善。通过团体平衡心理治疗后，患者在心理多个层面都得到了改善，表明 GBPT 方法的干预效果很好，结果可靠。

参考文献

[1] American Psychiatric Association：Diagnostic and statistical manuel of mental disorders，fifth edition[M]. Arlington VA：American Psychiatric Assosiation，2013.

[2] 张伯源. 变态心理学[M]. 北京：北京大学出版社，2013.

[3] Diveky T，Prasko J，Kamaradova D，et al. Comparison of heart rate variability in patients with panic disorder during cognitive behavioral therapy program[J]. Psychiatr Danub，2013，25(1)：62 - 67.

[4] Kessler RC，Chiu WT，Demler O，et al. Prevalence，severity，and comorbidity of 12-month DSM-Ⅳ disorders in the National Comorbidity Survey Replication[J]. Arch Gen Psychiatry，2005，62(6)：617 - 627.

[5] Choi YS, Lee EJ. The effect of Korean-group cognitive behavioural therapy among patients with panic disorder in clinic settings[J]. J PsychiatrMent Health Nurs, 2017, 24(1):28 – 40.

[6] Barrera TL, Norton PJ. Quality of life impairment in generalized anxiety disorder, social phobia,and panic disorder[J]. J Anxiety Disord, 2009, 23(8):1086 – 1090.

[7] Gadermann AM, Alonso J, Vilagut G, et al. Comorbidity and disease burden in the National Comorbidity Survey Replication[J]. Depress Anxiety, 2012, 29(9):797 – 806.

[8] Brown LA, Gaudiano BA, Miller IW. The impact of panic-agoraphobic comorbidity on suicidality in hospitalized patients with major depression[J]. Depress Anxiety, 2010, 27(3): 310 – 315.

[9] Pailhez G, Bulbena A, Fullana MA. Effectiveness of cognitive-behavioral group therapy for panic disorder in a specialized unit[J]. Actas Esp Psiquiatr, 2014, 42(4):176 – 184.

[10] Steinman SA, Hunter MD, Teachman BA. Do patterns of change during treatment for panic disorder predict future panic symptoms[J]. J Behav Ther Exp Psychiatry, 2013, 44(2):150 – 157.

[11] Hovland A, Nordhus IH, Sjøbø T, et al. Comparing physical exercise in groups to group cognitive behaviour therapy for the treatment of panic disorder in a randomized controlled trial[J]. Behav Cogn Psychother, 2013, 41(4):408 – 432.

[12] Heldt E, Kipper L, Blaya C, et al. Predictors of relapse in the second follow-up year post cognitive-behavior therapy for panic disorder[J]. Rev Bras Psiquiatr, 2011, 33(1):23 – 29.

[13] White KS, Payne LA, Gorman JM, et al. Does maintenance CBT contribute to long-term treatment response of panic disorder with or without agoraphobia? A randomized controlled clinical trial[J]. J Consult ClinPsychol, 2013, 81(1):47 – 57.

[14] 葛楚英.平衡——人类生存之路[M].湖北:湖北人民出版社,2006.

[15] 葛楚英.平衡学[M].湖北:湖北人民出版社,2013.

[16] 欧文·亚隆,著.李敏,李鸣,译.团体心理治疗理论与实践[M].北京:中国轻工业出版社,2010.

[17] Shim M, Kim DW, Yoon S, et al. Influence of spatial frequency and emotion expression on face processing in patients with panic disorder[J]. J Affect Disord, 2016, 197(1): 159 – 166.

[18] Vorkapic CF, Rangé B. Reducing the symptomatology of panic disorder: The effects of a yoga program alone and in combination with cognitive-behavioral therapy[J]. Front Psychiatry, 2014, 5:177.

[19] 刘博娜.催眠疗法在治疗惊恐障碍患者中的疗效分析[D].西安:陕西师范大学,2014.

[20] 丛征途.惊恐障碍的认知模式及认知—行为治疗对其认知模式影响的研究[D].沈阳:中国医科大学,2009.

[21] 李青栋. 惊恐障碍患者药物心理干预的前瞻性研究[D]. 大连：大连医科大学,2007.

[22] 黄敬. 内关认知疗法合并药物治疗惊恐障碍的临床对照研究[D]. 天津：天津医科大学,2014.

[23] Wichmann S, Kirschbaum C, Lorenz T, et al. Effects of the cortisol stress response on the psychotherapy outcome of panic disorder patients[J]. Psychoneuroendocrinology, 2017, 77:9 - 17.

[24] Shim M, Kim DW, Yoon S, et al. Influence of spatial frequency and emotion expression on face processing in patients with panic disorder[J]. J Affect Disord, 2016, 197(1): 159 - 166.

[25] Kim MK, Lee KS, Kim B, et al. Impact of Mindfulness-Based Cognitive Therapy on Intolerance of Uncertainty in Patients with Panic Disorder[J]. Psychiatry Investig, 2016, 13 (2):196 - 202.

[26] 何爱兰. 团体心理治疗技术对惊恐障碍患者的治疗作用研究[D]. 南京：东南大学,2015.

[27] Bergström J, Andersson G, Ljótsson B, et al. Internet-versus group-administered cognitive behaviour therapy for panic disorder in a psychiatric setting: a randomisedtrial[J]. BMC psychiatry, 2010, 10(1):54.

[28] Chambless DL, Allred KM, Chen FF, et al. Perceived criticism predicts outcome of psychotherapy for panic disorder:Replication and extension[J]. J Consult Clin Psychol, 2017, 85(1):37.

[29] Kim B, Cho SJ, Lee KS, et al. Factors associated with treatment outcomes in mindfulness-based cognitive therapy for panic disorder[J]. Yonsei Med J, 2013, 54(6):1454 - 1462.

[30] Wang SM, Lee K, Kweon Y S, et al. Effect of emotion regulation training in patients with panic disorder:Evidenced by heart rate variability measures[J]. Gen Hosp Psychiatry, 2016, 40:68 - 73.

[31] Tak Y J, Lee J G, Kim Y J, et al. 25-hydroxyvitamin D and its relationship with autonomic dysfunction using time-and frequency-domain parameters of heart rate variability in Korean populations: A cross-sectional study[J]. Nutrients, 2014, 6:4373 - 4388.

（王彩云　袁勇贵）

附录 1 感知压力量表(PSS)

下面有 14 个题目,请仔细阅读每一道题目,然后根据您最近一个月内的实际情况,回答您感受或有某一种特定想法的频率。尽管有些问题看起来相似,但实际上是有所差异,所以每题均需回答。

每一题项皆有下列五种选择:0:从不,1:几乎不,2:有时,3:经常,4:总是。请在相应的选项上打"√"。

回答每个问题不需要刻意去数发生特定感受或者想法的次数,但是要反映出一个合理的估计值。

请回想最近一个月来,发生下列各状况的频率。

	从不	几乎不	有时	经常	总是
1. 由于一些无法预期的事情发生,所以常感到心烦意乱	0	1	2	3	4
2. 感到无法控制自己生活中的重要事情	0	1	2	3	4
3. 感到紧张不安和压力	0	1	2	3	4
4. 成功地处理恼人的生活麻烦	0	1	2	3	4
5. 感到自己能有效地处理生活中所发生的重要改变	0	1	2	3	4
6. 对于有能力处理自己私人的问题感到很有信心	0	1	2	3	4
7. 感到事情顺心如意	0	1	2	3	4
8. 感到自己无法处理自己必须做的事情	0	1	2	3	4
9. 能够去控制生活中的恼人事情	0	1	2	3	4
10. 感觉自己完全能够驾驭事物	0	1	2	3	4
11. 由于事情超出自己所能控制的范围所以常常生气	0	1	2	3	4
12. 常常想到有些事情是自己必须完成的	0	1	2	3	4
13. 能够掌握自己的时间安排方式	0	1	2	3	4
14. 感到困难的事情堆积如山,自己无法克服	0	1	2	3	4

附录 2 D 型人格量表

下面是人们对自身的描述,请根据自己的情况圈出相应的数字。

答案没有正确或者错误之分,唯有您的印象才最重要。

0＝完全不符合,1＝基本不符合,2＝中立,3＝基本符合,4＝完全符合。

请回想最近一个月来发生下列各状况的频率。

	完全不符合	基本不符合	中立	基本符合	完全符合
1. 我很容易与人交往	0	1	2	3	4
2. 我常常对不重要的事情小题大做	0	1	2	3	4
3. 我常常与陌生人交谈	0	1	2	3	4
4. 我常常感到不愉快	0	1	2	3	4
5. 我常常容易被惹怒,发脾气	0	1	2	3	4
6. 在社会交往中我常常感到很拘谨和放不开	0	1	2	3	4
7. 我对事情的看法很悲观	0	1	2	3	4
8. 我觉得与别人交谈时很难打开话题	0	1	2	3	4
9. 我的心情常常很差	0	1	2	3	4
10. 我是一个封闭型的人	0	1	2	3	4
11. 我宁愿与其他人保持一定距离	0	1	2	3	4
12. 我觉得自己经常为一些事情担忧	0	1	2	3	4
13. 我经常闷闷不乐	0	1	2	3	4
14. 在社会交往中,我找不到合适的话题来谈论	0	1	2	3	4

摘自:Dornelas E A 著;丁荣晶,夏昆译. 心脏减压疗法:心脏病患者的行为干预. 北京:北京大学医学出版社,2016.

消极情感:累加条目:2＋4＋5＋7＋9＋12＋13;

社交压抑:累加条目:1(R)＋3(R)＋6＋8＋10＋11＋14(R＝不符合);

D 型人格:消极情感≥10,且社交压抑≥10。

附录 3　简式健康焦虑量表(SHAI)

指导语:以下是一个问卷,由 18 道题组成,每一道题均有 4 句短句,代表 4 个可能
的答案。请仔细阅读每一道题的所有回答(a~d)。

读完后,从中选出一个最符合您情况的句子,在它后面对应的空格内打√。然后,
再接着回答下一题。

题目	选项	
1.	(a) 我不担心我的健康	
	(b) 我偶尔担心我的健康	
	(c) 我花费很多时间担心我的健康	
	(d) 我花费绝大多数时间担心我的健康	
2.	(a) 相比大多数同龄人,我感受到的疼痛/痛苦少	
	(b) 相比大多数同龄人,我感受到的疼痛/痛苦相同	
	(c) 相比大多数同龄人,我感受到的疼痛/痛苦多	
	(d) 我总是感觉到疼痛/痛苦	
3.	(a) 我通常不会感受到身体的感觉或变化	
	(b) 我有时感受到身体的感觉或变化	
	(c) 我经常感受到身体的感觉或变化	
	(d) 我总是感受到身体的感觉或变化	
4.	(a) 对我来说,控制不想疾病的事从来不是个问题	
	(b) 对我来说,大多数时间可以控制不想疾病的事	
	(c) 我努力控制自己不想疾病的事,但时常不能奏效	
	(d) 我难以控制自己不想疾病的事,以至于我放弃抵抗了	
5.	(a) 我通常不会担心自己患重病	
	(b) 我有时担心自己患重病	
	(c) 我经常担心自己患重病	
	(d) 我总是担心自己患重病	

题目	选项	
6.	(a) 我脑海中不会浮现自己生病的画面	
	(b) 我脑海中有时浮现自己生病的画面	
	(c) 我脑海中经常浮现自己生病的画面	
	(d) 我脑海中一直呈现自己生病的画面	
7.	(a) 对我来说,不想健康的事没有任何困难	
	(b) 对我来说,不想健康的事有时候会有困难	
	(c) 对我来说,不想健康的事经常会有困难	
	(d) 没有任何事物能让我不想健康的事	
8.	(a) 如果医生告诉我没有病,我就不再担心	
	(b) 如果医生告诉我没有病,开始我不担心,有时一段时间后又担心	
	(c) 如果医生告诉我没有病,开始我不担心,总是一段时间后又担心	
	(d) 如果医生告诉我没有病,我依然担心	
9.	(a) 如果听说某种疾病,我从不认为自己患这种病	
	(b) 如果听说某种疾病,我有时认为自己患这种病	
	(c) 如果听说某种疾病,我经常认为自己患这种病	
	(d) 如果听说某种疾病,我总是认为自己患这种病	
10.	(a) 如果身体有某种感觉或变化,我很少想它意味着什么	
	(b) 如果身体有某种感觉或变化,我经常想它意味着什么	
	(c) 如果身体有某种感觉或变化,我总是想它意味着什么	
	(d) 如果身体有某种感觉或变化,我必须弄清楚它意味着什么	
11.	(a) 我通常认为自己患重病的几率极小	
	(b) 我通常认为自己患重病的几率较小	
	(c) 我通常认为自己患重病的几率较大	
	(d) 我通常认为自己患重病的几率很大	
12.	(a) 我从不认为自己患重病	
	(b) 我有时认为自己患重病	
	(c) 我经常认为自己患重病	
	(d) 我总是认为自己患重病	

题目	选项	
13.	(a) 如果发现一种不明原因的身体感觉,我可以想其他的事情	
	(b) 如果发现一种不明原因的身体感觉,我有时难以想其他的事情	
	(c) 如果发现一种不明原因的身体感觉,我经常难以想其他的事情	
	(d) 如果发现一种不明原因的身体感觉,我总是难以想其他的事情	
14.	(a) 我的家人/朋友认为我不够关心自身健康	
	(b) 我的家人/朋友认为我能正常关心自身健康	
	(c) 我的家人/朋友认为我过度关心自身健康	
	(d) 我的家人/朋友认为我有疑病症	
15.	(a) 如果患重病,我仍然能很享受生活	
	(b) 如果患重病,我仍然能有些享受生活	
	(c) 如果患重病,我几乎不能享受生活	
	(d) 如果患重病,我完全不能享受生活	
16.	(a) 如果我患重病,现代医学很可能治愈我的病	
	(b) 如果我患重病,现代医学有可能治愈我的病	
	(c) 如果我患重病,现代医学不太可能治愈我的病	
	(d) 如果我患重病,现代医学不可能治愈我的病	
17.	(a) 重病会毁掉我生活的一些方面	
	(b) 重病会毁掉我生活的很多方面	
	(c) 重病会毁掉我生活的几乎所有方面	
	(d) 重病会毁掉我生活的一切	
18.	(a) 如果患重病,我不会觉得失去尊严	
	(b) 如果患重病,我觉得有失尊严	
	(c) 如果患重病,我觉得非常有失尊严	
	(d) 如果患重病,我觉得完全没有尊严	

附录4 患者健康问卷- 9(PHQ-9)

在过去 2 个星期,您曾多久一次受到以下任何问题的困扰?

问 题	完全不会	几天	一半以上	几乎每天
1. 做事时提不起兴趣或很少乐趣	☐	☐	☐	☐
2. 感到心情低落、沮丧或绝望	☐	☐	☐	☐
3. 入睡或熟睡困难,或睡得太多	☐	☐	☐	☐
4. 感觉疲倦或没有精力	☐	☐	☐	☐
5. 胃口不好或吃得过多	☐	☐	☐	☐
6. 觉得自己很糟,或觉得自己很失败,或让自己或家人失望	☐	☐	☐	☐
7. 做事时难集中注意力,例如阅读报纸或看电视	☐	☐	☐	☐
8. 动作或说话速度缓慢到别人可以察觉到的程度? 或正好相反,您感觉烦躁或坐立不安,以至于您走来走去多于平时	☐	☐	☐	☐
9. 有不如死掉或用某种方式伤害自己的念头	☐	☐	☐	☐

如果您在本问卷中的任何问题上打勾,这些问题曾给您的工作、照顾家里事务,或与他人相处造成多大困难?

☐毫无困难　　　　☐有点困难　　　　☐非常困难　　　　☐极度困难

附录5 广泛性焦虑量表-7(GAD-7)

在过去2个星期,您曾多久一次受到以下任何问题的困扰?

问　题	完全不会	几天	一半以上	几乎每天
1. 感到紧张、不安或烦躁	☐	☐	☐	☐
2. 不能停止或无法控制担心	☐	☐	☐	☐
3. 对各种各样的事情过分担心	☐	☐	☐	☐
4. 身体和心理难以放松	☐	☐	☐	☐
5. 焦躁不安,难以安静地坐着	☐	☐	☐	☐
6. 容易心烦或容易发脾气	☐	☐	☐	☐
7. 感到害怕,就像有可怕的事情即将发生	☐	☐	☐	☐

如果您在本问卷中的任何问题上打勾,这些问题曾给您的工作、照顾家里事务,或与他人相处造成多大困难?

☐毫无困难　　　　☐有点困难　　　　☐非常困难　　　　☐极度困难